MAMAYOGA

ÀGATA SUBIRATS

MAMAYOGA

Cuida cuerpo y mente
durante el embarazo,
parto y posparto

Grijalbo

Papel certificado por el Forest Stewardship Council®

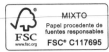

Primera edición: septiembre de 2020

Printed in Spain — Impreso en España

ISBN: 978-84-17752-46-0
Depósito legal: B-6.376-2020

Compuesto por Roser Colomer

Impreso en Gráficas 94, S.L.
Sant Quirze del Vallès (Barcelona)

DO 5 2 4 6 0

Penguin
Random House
Grupo Editorial

A Sebastià,
mi compañero
de aventuras

A mis cuatro hijos,
por escogerme

ÍNDICE

INTRODUCCIÓN

SOBRE MÍ

Soy Àgata, madre de dos niñas y de dos niños, hija y mujer. Siento que la aventura de amar lo femenino me ha acompañado siempre: soy hija de una luchadora que ha vencido cualquier obstáculo y ha tirado adelante sola, así que podríamos decir que este poder lo he «mamado» de mi propia madre.

Todo comenzó con la danza oriental. La probé con una amiga durante la adolescencia y me entusiasmó, pues eso de mover las caderas libremente y de forma tan bonita me alucinó, tanto que en poco tiempo estaba dando clases y, a los dieciocho años, a la vez que estudiaba teatro, ya me ganaba la vida con ello. Con el teatro, en cambio, no hice nunca nada, pero aprendí mucho sobre cómo estar y hablar ante la gente en las clases de yoga y luego en las formaciones que he impartido.

Paralelamente, el yoga y la meditación también formaban parte de mi vida, primero como hobby y, poco a poco, de manera más profesional, hasta que, en 2007, realicé la formación de kundalini yoga. A partir de ese momento, el yoga pasó a ser mi forma de vivir, de amar, de sentir, pues empecé a practicar cada día para cuidarme y estar en el mundo de un modo distinto.

De esta manera, en mis clases de danza del vientre comencé a introducir elementos del yoga y llegó un momento en el que esta disciplina tomó el protagonismo, hasta que finalmente la danza del vientre pasó a ser una herramienta que utilizaba de manera esporádica.

Y entonces... me quedé embarazada de mi primera hija. La ilusión era tremenda, pero también el vértigo, la incertidumbre, las dudas. Además, las circunstancias no acompañaban: no tenía estabilidad económica, ya que las clases que impartía apenas me daban para vivir, mi relación de pareja no iba bien... En fin, mi vida se revolucionó por completo y me sentía perdida y sola.

Hice todo tipo de cursos: de yoga, de lactancia, de acompañamiento en la gestación, de preparación al parto...Y conocí así a quien se convertiría en mi maestra, Imma Campos, comadrona y profesora de yoga.

En mi propia piel fui viendo cómo adaptar el yoga, las meditaciones y la danza al estado en el que me encontraba, y de esta manera se empezó a gestar lo que diez años más tarde sería Mamayoga, aunque yo aún no lo sabía.

Se fueron sucediendo los nueve meses de embarazo con muchas dificultades externas, pero con una gran plenitud y conexión interior con mi hija, que iba creciendo en mi vientre. También me sentía muy conectada conmigo misma, con la naturaleza, con mi cuerpo. Si cerraba los ojos, la voz de mi intuición era tan vívida que me daba hasta miedo seguirla. En ese sentido, el yoga me dio alas para escucharme y tierra para sentir mi fuerza y determinación.

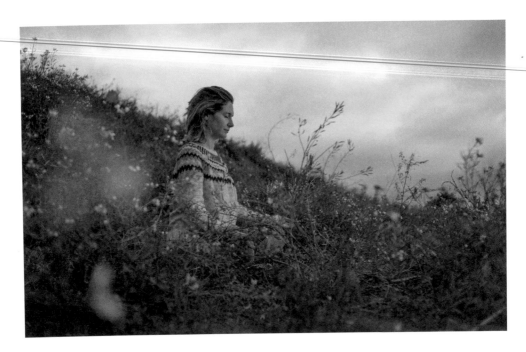

Así fue como entendí que el yoga puede ayudar y facilitar procesos tan maravillosos y, a la vez, tan retadores. Practicaba cada día, me movía, meditaba, cantaba mantras... Y, tras cuarenta semanas de luces y sombras, llegó el gran día.

El parto, que fue largo y duro, se produjo en casa, acompañado por mi maestra y comadrona, Imma. Tuve que partirme en dos, soltar los miedos y el «no puedo», dejar atrás todo lo que yo pensaba que era, para renacer y poder dar a luz a una preciosa niña de ojos turquesa. Y desde ese momento, tras esa primera mirada, todo cambió. Se produjo una revolución dentro y fuera de mí, y, sobre todo, sentí amor, mucho amor.

A partir de esta experiencia, mi trabajo se centró en acompañar a las mujeres durante el embarazo, el posparto, la lactancia, etc., pues estaba ávida de compartir con ellas lo que a mí me había funcionado, y no deseaba que ninguna se sintiera perdida, como me había pasado a mí. Desde entonces no he dejado de hacerlo.

Han pasado muchos años, tres hijos más, un bello proyecto de pareja, un centro precioso en Barcelona, que es Mamayoga, y experiencias de todo tipo, pero el objetivo es el mismo: que tú, mujer que me lees o me sigues, o vienes a mis clases, puedas sentir que la maternidad te abre completamente a tu poder interior, que es una ventana que, una vez abierta, no vuelve a cerrarse.

SOBRE TI

Si tienes este libro en tus manos es porque, seguramente, estés viviendo de alguna forma este proceso que es la maternidad. Quizá aún es solo un deseo lejano, quizá estés en él de lleno o quizá tus hijos son ya más mayores, pero de algún modo necesitas revisar todo lo que ocurrió. Y es que la maternidad es el proceso de mayor crecimiento personal que puede experimentar una mujer.

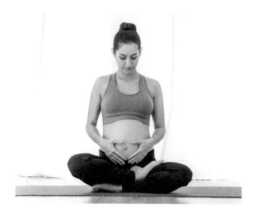

Hacer terapia, subir montañas o meditar en el Tíbet son sin duda transformaciones intensas emocional y mentalmente, pero la maternidad, quieras o no, obrará un cambio tan profundo en ti que serás prácticamente irreconocible: modificará tu escala de valores, tus relaciones, tu manera y capacidad de amar..., cambiará todo tu mundo en definitiva.

Así que te recomiendo que te cuides mucho, que te escuches, que te muevas, que te rías y que llores cuanto te apetezca, y que te rodees de ambientes con buen rollo en los que te sientas cuidada y amada. Nunca estarás tan intuitiva como ahora, pues la maternidad nos otorga el superpoder de ver más allá: aprovéchalo y obedécete a ti misma, aunque tus ideas parezcan descabelladas, hazte caso. TÚ SABES.

Y suelta la culpa cuando aceche. Se trata de un sentimiento que puede llegar también en este camino y quizá lo hace con demasiada intensidad. Yo aprendí que siempre me voy a sentir culpable por algo, así que no me hago mucho caso cuando entro en bucle.

Y, sobre todo, debes ser consciente de que ERES ABSOLUTAMENTE PERFECTA PARA TU HIJO. Por ello, destierra la idea idílica del embarazo. Sí, todo es maravilloso, estupendo, pero hay momentos difíciles, contigo, con tu pareja, con el entorno, pues los grandes cambios a menudo van unidos a crisis profundas. ¡Así que a bucear!

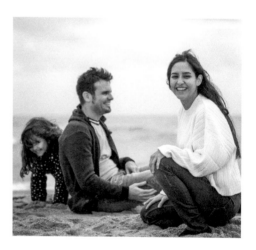

SOBRE EL LIBRO

Este es un libro escrito para ti, para que lo puedas utilizar como guía durante ese proceso tan intenso que es la maternidad. Ojalá consiga darte las pistas que a mí me faltaron para poner un poco de calma y orden en todas las emociones que irás experimentando; y para que, en la parte del yoga, puedas cuidar tu cuerpo y tu mente, que están viviendo una gran transformación.

Este libro se divide por trimestres para que localices con facilidad el momento en el que te encuentras. En cada capítulo hallarás primero cuatro apuntes sobre cómo está creciendo el bebé y después intentaré contarte cómo estás tú a nivel físico, mental, espiritual y energético; por último, verás la parte de yoga y las meditaciones.

¿CÓMO UTILIZAR LA PARTE DE YOGA?
Te aconsejo que practiques cada día. Puedes hacer todos los ejercicios que te propongo en el trimestre en el que estés o solo algunos si tienes poco tiempo o ganas.

Yo te marco un orden, normalmente de menor a mayor intensidad, pero siempre debes escucharte para cambiarlo según lo sientas.

Conforme vaya avanzando tu embarazo, puedes ir hacia atrás y buscar las posturas, movimientos o meditaciones que te han gustado o te han servido de trimestres anteriores.

En la parte de las meditaciones te propongo visualizaciones o canto de mantras. Puedes repetir esa meditación que tanto te ha gustado, puedes ir cambiando o guardar unos minutos de silencio tras la práctica. ¡Te ayudará mucho!

Busca espacios para leer, hacer yoga y meditar. Mereces cuidarte y, si quieres, yo te acompaño.

Empezamos el viaje juntas, ¿vienes?

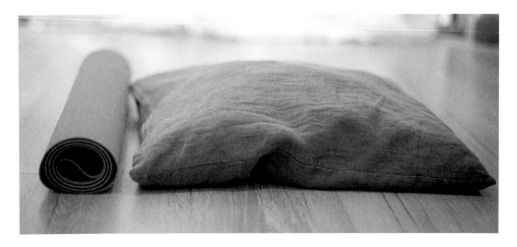

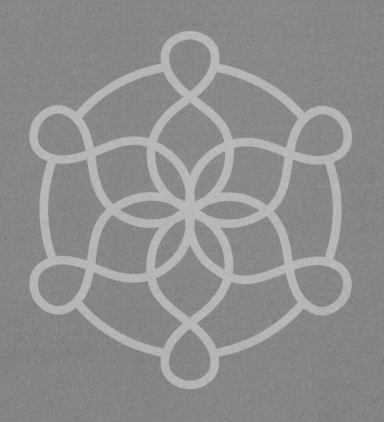

LA CONCEPCIÓN

TODO EMPIEZA CON EL DESEO
DE SER MADRE...

¡Y así empieza la aventura, la revolución, el comienzo de la vida!

Un deseo que nace de las entrañas, que mueve montañas, que huele a cambio y con el que comienza todo. Se trata de una sensación poderosísima que nos impulsa, que va más allá de la razón, pues quizá este no sea el momento perfecto, pero el anhelo que sientes va mucho más lejos.

Cuando deseamos tener un hijo, somos capaces de todo, y es tan inmensa esa sensación que nos impele que somos capaces de la generosidad más grande: la de soltarlo todo y ceder nuestro cuerpo, nuestra vida, abrir nuestra relación de pareja, abocarnos a lo desconocido, al vacío con los ojos cerrados, inundadas por la emoción (y por las dudas), haciéndole espacio a ese nuevo ser diminuto.

Sobre todo con el primer hijo, no sabemos nada, ni cómo cambiará nuestro cuerpo, ni cómo será parir, si sabremos cuidar a un bebé, y de repente nos damos cuenta de que ¡ni siquiera hemos tenido un recién nacido en nuestros brazos! Sin embargo, todo eso carece de importancia pues sentimos que hay en nosotras una fuerza mucho más poderosa que todas las dudas racionales.

Hay quien dice que ese pequeño ser que será nuestro hijo, antes de concebirlo, vuela a nuestro lado, aleteando, y así la mujer siente esa llamada y la invade esa fuerza que puede con cualquier cosa. Suena quizá demasiado metafísico, o extraño, pero yo lo he sentido profundamente en mis embarazos y lo he visto centenares de veces a mi alrededor en las mujeres que acompaño. Ellas

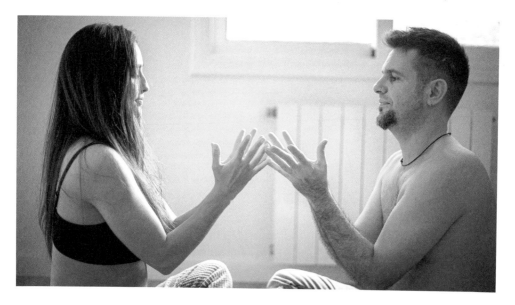

sienten en sus entrañas un deseo desbordado, un AHORA. *Es algo que va más allá de la razón, de esperar el momento perfecto, como si hubiera alguien llamando a la puerta para venir a través de ti, de vosotros.* Así que quizá no sea tan descabellada la idea de que nosotras no tenemos tanto control sobre lo que nos ocurre, y lo que sucede es que somos elegidas por ese pequeño ser que nos infunde las ganas de tener un hijo.

El caso es que, sea como fuera, yo percibí la conexión con mis hijos incluso antes de su concepción, sentía que estaban ahí esperando a que escuchara su llamada, a que me dejara de tonterías y me abriera a su llegada. Y eso podría explicar porqué normalmente somos nosotras, las mujeres, las que notamos primero esa magia, para después compartir la ilusión con nuestra pareja entre risas nerviosas. Y en esas miradas y en esos abrazos, el proceso de búsqueda comienza.

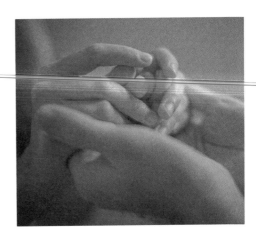

Se trata de una aventura de dos, a no ser que quieras ser madre soltera, por eso, la conexión entre vosotros, antes de embarcaros en este viaje, es importantísima, y marcará la base de todo lo que irá sucediendo a partir de ahora, que será superintenso. Así que deberéis ir a la una.

¿QUÉ PASA SI NO ES TAN SENCILLO, SI NO ESTAMOS TAN DE ACUERDO?

A veces las mujeres sentimos una gran ansiedad por ser madres y nuestra pareja se lo quiere tomar con más calma. Si él no lo tiene claro, tranquilízate y hablad mucho: de lo que sientes tú, de lo que siente él, de planes de futuro, de qué está pasando en vuestra relación. Tiene que haber muchísima comunicación para poder detectar qué ocurre, por qué estáis poco alineados en una decisión tan importante.

Recuerdo cuando hablé con mi marido para ir en busca de nuestro segundo hijo. Era verano y decidimos ir a comer fuera para hablar del tema tranquilamente. Y sí, los dos queríamos y decidimos ir a por ello. Pasé toda la tarde que no cabía de la emoción, lo miraba y nos sentía más unidos que nunca. Algo mágico ya se estaba gestando. Meses más tarde comeríamos en el mismo restaurante para decidir su nombre.

ANNA

Hacer el amor para concebir un hijo debería ser un momento de encuentro extraordinario para los dos, de miraros, de sentiros profundamente el uno al otro y de ir en su búsqueda. *Qué precioso es crear a vuestro hijo con conciencia y amor; el amor, que es el principio de la vida.*

Tenéis que ver más allá de los nervios, de los test de ovulación y de «piernas arriba». Sé que a menudo es difícil de controlar y se vuelve algo mecánico, pues ¡nos puede el ansia viva! Pero no te pierdas en ese bosque, ponle conciencia y mantente presente en un momento tan especial.

Disfrutad de ir al encuentro de ese bebé, de cada beso, de cada caricia. Y si veis que se está mecanizando mucho, echadle humor, que nos destensa y afloja, y nunca falla. Porque ¿qué mejor que buscar a nuestro hijo entre amor y risas?

> Tenía tantas ganas de quedarme embarazada ya, que me volví loca. Foros con trucos raros para concebir a la primera, todo el tiempo mirando cuándo mi flujo era fértil, test de ovulación, y tener relaciones cuando toca. Hasta que me di cuenta de que así no, de que mi pareja no estaba a gusto, ni yo tampoco. Tomé la decisión de relajarme, cosa que no fue fácil, pero a partir de entonces todo fluyó mejor.
>
> ANDREA

¿Y SI ES POR SORPRESA?

A veces los bebés llegan por sorpresa. Quizá se deba a que es un anhelo escondido que no nos atrevemos a manifestar, que está allí palpitante y silencioso, quizá porque esperamos que llegue «el momento ideal», que nunca llega, o quizá racionalmente nos gustan demasiado las salidas nocturnas, el trabajo, los viajes, y pensamos que si somos madres todo eso se acabará. Y nos puede el miedo.

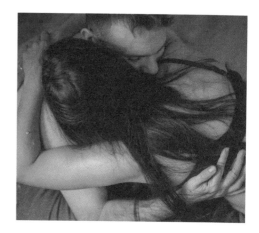

Pero si ese bebé quiere llegar, aprovechará la mínima ocasión para aterrizar en forma de regalo vertiginoso y poner patas arriba nuestra idea de vida, y a nosotros contra las cuerdas, con el fin de que soltemos lo que ya no necesitamos y nos abramos a un nuevo camino, en el que las prioridades cambian por completo. Y te prometo que es para bien, aunque ese test positivo te haya dado un buen susto.

Si ese es tu caso, tómatelo con calma. Sé que en el plano racional esa noticia te parecerá repentina y descabellada, pero te aseguro que poco a poco todo se asentará, pues tu sistema hormonal y emocional se pondrá en marcha para cobijar, cuidar y amar a ese bebé. Te ha elegido, os habéis escogido incluso sin saberlo, así que disfruta despacio de este encuentro perfecto. No hace falta que sientas ninguna conexión enseguida: date tiempo, días, y todo se andará solo.

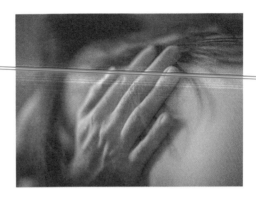

¿Y SI NO LLEGA?

Por el contrario, algunas veces la concepción se vuelve un proceso muy difícil. Sientes mucho deseo de quedarte embarazada y mucha frustración al ver llegar la regla un mes más. En ocasiones, es muy complicado e implica un gran sufrimiento. Y cuando se buscan razones, médicamente a veces se encuentran, se conoce el porqué, pero en muchas otras eso no sucede.

Y esa pareja, sobre todo la mujer, puede verse envuelta en un «frenesí» en el que la única obsesión es conseguir ser padres. Y no me extraña, pues el deseo puede resultar muy intenso y el camino tortuoso: test de ovulación, relaciones sexuales solo para concebir, analíticas, pruebas médicas y un sinfín de situaciones que nos pueden alejar mucho de nuestro poder si no estamos atentas.

Ojalá tuviera una meditación o una postura de yoga mágicas para ayudarte si ese es tu caso, pero no hay nada de eso. Solo puedo decirte que te comprendo profundamente y que, si por más que lo intentas no hay embarazo, te queda abrirte a la idea de no concebir y a lo mejor a la de no ser padres. Evidentemente, se puede ser madre y padre de otras formas, como la adopción, o aceptar la ayuda que la ciencia nos brinda, como la fecundación *in vitro* o la inseminación artificial.

Si elegimos alguna de estas últimas posibilidades, vayamos a por todas, sin ninguna culpa, ni victimismo. *Has necesitado ayuda en el momento más difícil del proceso, la concepción. ¿Y qué?* ¿Crees que eres menos mujer por ello? Rotundamente, no. Acepta la ayuda, dale la bienvenida a este ser tan deseado y confía en que tu cuerpo sabrá cuidar de esa semilla.

¿Miedo? Sí, mucho. Y desconfianza en tu cuerpo y en la vida también, lo sé. Pero no dejes que eso marque negativamente este inicio de vida. Tómalo como una crisis que te da una fuerza de leona para tirar adelante, que te une más con tu pareja, sintiendo que ahora sí, que es vuestro momento.

Llevábamos años buscando un embarazo. Al principio lo llevaba bien, decían que el primer año es normal que cueste, y más después de llevar quince años tomando pastillas anticonceptivas. Después del primer año nos hartamos de pruebas en las que no se veía nada que nos impidiera ser padres. No entendíamos qué sucedía. Cambiamos la dieta, empezamos a llevar una vida más sana, sesiones de acupuntura, osteopatía, terapia y nada. Finalmente aceptamos una FIV (fecundación *in vitro*) con resignación, como si eso quisiera decir que algo en nosotros estaba mal. Pero funcionó y gracias a ello tenemos a lo mejor de nuestras vidas en los brazos en este momento. Fue muy duro, pero valió la pena.

PATRI

Nosotras, que somos una pareja de mujeres, no nos quedó otra opción que recurrir a la FIV. Para que las dos nos sintiéramos partícipes de este proceso decidimos que yo sería la madre gestante, pero con el óvulo de mi pareja y esperma de un donante. Así que nuestro caso no fue tan fácil de entrada.

IRATI

Los días desde la fase lútea (los que van justo después de la ovulación, donde quizá se ha producido la concepción) a la menstruación (o falta de ella si ya estás encinta) son de «mariposas en el estómago», días emocionantes en los que piensas que podrías estar embarazada, pero no lo sabrás hasta al cabo de unas semanas.

Pues bien, en mis embarazos, durante esos días, no he podido evitar estar superatenta a cualquier señal: ese leve dolor de ovarios, esa sensación extraña en la barriga, ese olor que quizá me ha molestado más de la cuenta. Es un poco locura, ¡suerte que son solo unos quince días! Lo cierto es que me hubiera gustado tomármelo con un poco más de calma, pero tenía tanta ilusión...

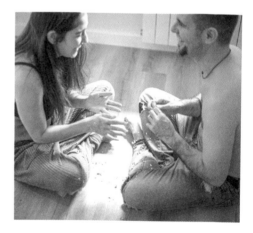

Da que pensar, haya sido fácil el proceso de concepción o no, el hecho de que el encargado de corroborar la gestación tras la falta de la menstruación sea un test de embarazo. De esta manera estamos buscando fuera de nosotras la confirmación de que sí, de que esa sensación extraña es verídica, en vez de hacer caso a nuestra intuición. No digo que no lo podamos utilizar como ayuda, pero no nos despistemos y busquemos demasiado hacia fuera lo que ya sentimos dentro.

El embarazo es un estado de salud y de conexión total contigo misma y con la vida. Siente todo el poder que está dentro de ti.

PALABRAS CLAVE

CONFÍA: Confía porque este proceso no lo puedes controlar, así que no te queda más remedio que dejarte llevar, aunque sea difícil, lo sé. Este bebé va a venir cuando quiera y será la vida y el mismo bebé los que decidirán si el proceso sigue adelante o no. No dependerá de lo que comas, de lo que te enfades, de lo que rías o llores; no dependerá de si es poco buscado o llega por sorpresa. Confía y disfruta del camino.

TIEMPO DE PAREJA: Vienen momentos muy intensos. Esta aventura va a remover los cimientos de la relación para hacerla más fuerte. Necesitáis sentiros conectados el uno con el otro, pasar tiempo juntos, y volver a la esencia, a conectar con el amor potente que os une y os mantiene de la mano contra viento y marea. Haced juntos cosas que os gusten, tened espacios de confidencias, de hablar «de verdad», momentos de cuerpo, de hacer el amor, de masajes, de abrazos.

LLEVA UNA VIDA SANA: Tu cuerpo tiene que estar preparado para que este bebé lo habite, así que destierra los malos hábitos, y pide ayuda si la necesitas. Intenta comer sano y hacer ejercicio, pues un cuerpo fuerte va a afrontar muchísimo mejor todos los cambios que van a ir llegando conforme avance el embarazo. Unos tres meses antes de la concepción se recomienda empezar la suplementación con ácido fólico, hasta las doce semanas de gestación, para prevenir los defectos del tubo neural.

NO TE FLIPES: Sigue haciendo tu vida de siempre, aunque cuídate un poco más, como decíamos anteriormente. No es buena idea hacer ahora deportes de riesgo que puedan conllevar golpes o caídas, pero la concepción puede ser una larga y divertida aventura. Te recomiendo que hagas vida normal hasta que estés segura de estar embarazada. Si no, el proceso de la concepción te puede resultar muy pesado y frustrante.

YOGA

En este capítulo no hay posturas, porque creo que debes seguir con tu vida normal. No creemos fantasías pensando que algunas posturas nos harán quedarnos en estado.

Eso sí, te propongo tres meditaciones que pueden acompañarte en este proceso, para que te sientas más conectada contigo misma y te vayas preparando para todos los cambios que vendrán.

Meditaciones

Dedícate cada día un espacio de silencio y de conexión.

Puedes practicar estas tres meditaciones a modo de cuarentena. Cuarenta días seguidos cada una de ellas, por el orden que más te apetezca. El cuarenta es un número mágico para los yoguis; al repetir algo cuarenta veces, creamos un hábito. Soltamos patrones antiguos que nos bloquean y nos abrimos a que nos pasen cosas nuevas.

No es nada fácil repetir cada día la misma meditación, habrá días de pereza, de mucho trabajo, de no encontrar tiempo para ti... Si no lo logras, no te mortifiques, pero te aseguro que, si lo consigues, vas a sentir grandes cambios.

¿Lo probamos?

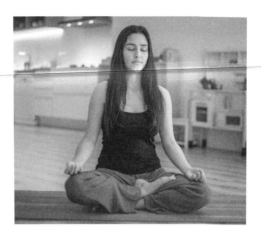

1. Meditación para la sanación uterina con respiración Ujjayi

- El objetivo no es que esta meditación te ayude a quedarte embarazada, sino cuidarte y aceptar tu cuerpo, tus emociones, ese ser que buscas, y la vida, tal y como es.

- Siéntate con las piernas cruzadas y con la espalda bien recta. Te recomiendo que pongas un cojín en la punta de las nalgas para estar más cómoda. Los ojos están cerrados, y la mirada en el Ajna Chakra, es decir, entre las cejas.

- Empieza a hacer respiraciones largas y profundas, dejando que el aire entre frío por la nariz, vaya hasta el abdomen, lo ensanche, luego llene las costillas y por último la clavícula. Al exhalar, suelta el aire por la nariz, pero cerrando la glotis, buscando un suave ronquido.

- Vacía desde la clavícula, luego las costillas y por último la barriga, que se hace
más pequeña (¡no al revés!).

- Siente cómo cada inhalación viaja hasta la barriga y la llena de CONFIANZA, y
cómo con cada exhalación puedes aflojar cualquier tensión, y suavizar la matriz,
esa casa firme pero relajada, que prepa-
ras para el bebé.

- Esta meditación te ayudará a soltar cualquier tensión del vientre (¡ay, mujeres, que
tan a menudo escondemos la barriga,
por miedo a no ser perfectas!), y a tomar
conciencia del AQUÍ Y AHORA, del momento presente, llenándote de confianza
y de aceptación.

- Empieza con seis minutos, y luego puedes
ir aumentando gradualmente en la medida en que te vayas sintiendo más cómoda.

2. Kapalabhati

- Siéntate igual que antes, en postura de
meditación, con un cojín debajo de las
caderas si lo necesitas. Los ojos cerrados
y las manos sobre las rodillas.

- Empieza a hacer respiraciones largas por
la nariz, pero esta vez debes hacer hin-
capié en la exhalación. Coge aire por la
nariz lentamente y suéltalo rápido y fuerte por la nariz también, como si quisieras
sonarte.

- Es importante mantener la boca cerrada
y que, con cada fuerte exhalación, con-
traigas el ombligo hacia dentro, como es-
condiendo de golpe la barriga.

- Con la inhalación el ombligo sale y tomas
aire tranquilamente; con la exhalación sueltas el aire fuerte por la nariz y das un pequeño golpe con la barriga hacia dentro.

- Imagina que con cada inhalación te permites tomar aquello que necesitas, te
permites cuidarte, nutrirte. Y con cada
exhalación sueltas de repente aquello
que ya no quieres en tu vida.

- Siente este ejercicio como un *reset*, una
preparación para ese gran proceso vital.

- Realiza esta respiración durante once minutos y luego date un par de minutos más
para hacerlo cómodamente, sin alterar la
respiración.

3. Pootaa Maataa Kee Aasees de Snatam Kaur

- Sentada con las piernas cruzadas, canta
este mantra durante dieciséis minutos. Se
trata de un mantra sobre la bendición de
la llegada del alma, de ese ser que quiere
llegar a través de ti. Ábrete al amor incondicional para recibirlo.

PEQUEÑO DIARIO PERSONAL:

PRIMER TRIMESTRE

TU CUERPO ES TIERRA
PARA ESA SEMILLA
QUE GUARDAS ESCONDIDA

Nos encontramos al principio de esta gran aventura, y sentimos una mezcla de emoción, nervios, miedo e ilusión, todo junto al mismo tiempo. Si me lees embarazada, o lo has estado, sabrás que son difíciles de explicar las sensaciones que se viven durante esos primeros días.

Estamos ante once semanas que en yoga relacionamos con el elemento TIERRA. Así, tu cuerpo es tierra fértil para ese bebé que —como una semilla llena de vida, pequeña y silenciosa— guardas en tus entrañas, en la parte más escondida de ti, y que va creciendo despacio sin que sea aún visible. Son, en definitiva, unas semanas importantes en las cuales deberás cuidar esa tierra, y en las que tus sentimientos irán de la ilusión y la felicidad al miedo y quizá al malestar, todo con el fin de que la semilla eche raíces y, más tarde, pueda brotar.

Tu cuerpo aún no ha cambiado su apariencia, sobre todo si es tu primer hijo, pero la gran revolución de tu vida ya ha empezado para ti nada más saber que estás embarazada. *Once semanas de cuidar los pilares del embarazo, tanto física como emocional y espiritualmente.*

Qué vértigo cuando te haces un test de embarazo y asoman esas dos rayitas, pues, por muy deseado que sea, siempre impresiona. Igual sería más natural esperar, ir notando nuestro cuerpo, percibiendo ligeros cambios y la menstruación que no llega para confirmarnos el SÍ. Sin embargo, esa otra forma de confirmación precisa que estés tranquila y paciente, algo que es muy

difícil ante una noticia de tal magnitud. En mis embarazos nunca he podido esperar a hacerme el test como se recomienda: por la mañana recién levantada, pasados unos días de retraso de la menstruación. Me moría de la impaciencia, y ver ese positivo... ¡Qué ganas y qué impresión!

Y después estamos los que enseguida lo queremos proclamar a los cuatro vientos y otros, en cambio, decidís esperar al segundo trimestre cuando, en principio, el mayor peligro ya ha pasado. Soy de las que lo quiere contar al mundo, porque no quepo dentro de mí y, conociéndome, si pasara algo, también tendría la necesidad de con-

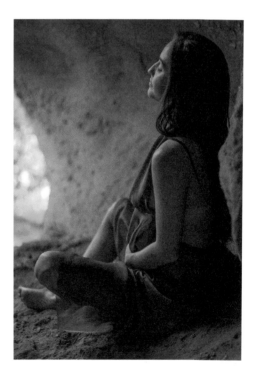

tarlo. No obstante, he tenido que equilibrar esas ganas mías con el deseo de mi pareja de esperar con prudencia, pero, eso sí, caminaba por la calle ya diferente, contenta e ilusionada con mi secreto, sintiéndome superembarazada, aunque nadie lo viera.

> Al saber que estaba embarazada tuve la misma sensación que tenías en la tripa antes de la primera cita con el chico del instituto que te gustaba. De ilusión y nervios, pero multiplicado por mil. Quería gritarlo a los cuatro vientos, pero no podía, aún no. Era demasiado pronto.
>
> PAOLA

Es verdad que se trata de un momento en el que también sobrevienen muchos miedos. ¿Irá bien? ¿Seré capaz? ¿Lo haré bien? Estate tranquila, de verdad, ve despacio, día a día, haciéndote a la idea, a tu ritmo. Cuéntalo o no, lo que necesites, y ve descubriendo los cambios que vas notando. Cada día aumentará también tu confianza en el proceso, ¡que al principio es realmente un acto de fe!

Me recuerdo a mí misma los primeros días yendo al lavabo y cruzando los dedos para no ver sangre. Y es que la inseguridad está ahí, en ese momento en el que no podemos controlar nada. Y esa es *una de las grandes enseñanzas de la maternidad: suelta el control y confía, no tienes alternativa.*

Quizá hasta ahora lo habías podido controlar (casi) todo en tu vida: tus tiempos, tus ritmos de descanso, el trabajo, el ocio, tus relaciones... Pues bien, a partir de ahora el gran aprendizaje será ejercitarte en soltar el control aceptando que, por mucho que te preocupes, sufras o intentes que algo sea diferente, no será así. Ahora la vida toma el control por ti. Ese bebé que crece dentro de ti ha llegado cuando ha querido, se quedará si lo desea, nacerá cómo y cuándo quiera, y será una persona por ella misma, con cosas que te encanten y otras que te saquen de quicio. Y nuestro aprendizaje como madres es acompañarlo con amor y una gran generosidad por nuestra parte, aunque desees con todas tus fuerzas controlarlo todo y aunque ahora tengas miedo a que se vaya.

Nos dicen que el primer trimestre es el más complicado, y así es, pero no puedes hacer nada, no depende de ti: ni de lo que te enfades, ni de lo que te estreses, ni de los cruasanes de chocolate que comas... Intenta cuidarte en todos los sentidos, eso sí, y luego confía, respira y acepta.

> Por el hecho de haber vivido un aborto previo, mi primer trimestre estaba lleno de miedos y rechazo. No fue hasta que le escuché el corazón por primera vez que todo empezó a cambiar.
>
> MARÍA

Acepta también que igual debes soltar esas ideas preconcebidas de lo que es estar embarazada, ya que es muy habitual, en estas primeras semanas, sentirse muy cansada, sin ganas de nada o con mucho sueño. La hormona protagonista del primer trimestre es la progesterona, que los ovarios segregan hasta las diez semanas de embarazo y hace que las paredes del endometrio, dentro del útero, sean seguras para el embrión y así protegerlo. Es la hormona que se encarga de «retenerlo» para que el embarazo sea seguro.

La progesterona también actúa a nivel emocional porque induce a la introspección, a ir hacia dentro; invita a detenerse y a prepararlo todo, tanto física como emocionalmente, para este viaje interior que justo empieza. Así de sabio es tu cuerpo, que crea una sustancia para que el bebé se quede y, si tienes una vida demasiado ajetreada, bajes el ritmo.

El primer trimestre es el del cansancio, del sueño, de la lentitud, del silencio. Son unas semanas de introspección, de ir hacia dentro, en las que la vorágine del día a día disminuye su ritmo.

Son unos días en los que puedes sentirte como en una montaña rusa: a ratos exultante, a ratos triste sin saber por qué, o de un mal humor infernal. No te lo tomes muy en serio, la responsable es la progesterona, una hormona tan perfecta para acompañar al bebé, pero que puede hacernos sentir muy inestables. Y como el proceso no se detendrá, lo mejor será que intentes respirar profundo y no hacer mucho drama en los días malos.

> La concepción de nuestra segunda hija fue tan rápida que, aunque yo la deseaba, me pilló un poco desprevenida. Muy pronto empecé a sentirme mal físicamente, tenía muchas náuseas y un cansancio como no había sentido nunca. Recuerdo que el ritmo del día a día se me hacía muy duro. El primer trimestre fue una época oscura, en la que me sentía triste, sola y en algunos momentos incluso rechazo hacia el embarazo.
>
> NÚRIA

En esas primeras semanas, el 60 por ciento de las mujeres sienten náuseas y/o vómitos. A nivel físico, es debido al aumento de la hormona del embarazo (hCG), que actúa sobre el hipotálamo, en el cerebro, donde se sitúa el centro de la náusea. A partir de la semana 13 de gestación, la hCG empieza a disminuir y ese malestar tiende a desaparecer. Todas las que hemos sufrido náuseas cruzamos los dedos para no ser de ese pequeño porcentaje de mujeres que se encuentran mal durante todo el embarazo. Y es que se hace pesado, porque te sientes realmente enferma, cuando lo que quieres es estar feliz.

De todas formas, resulta curioso que haya mujeres que sufran tanto, que no puedan dejar de vomitar, que se sientan realmente enfermas de tanto mareo o que incluso adel-

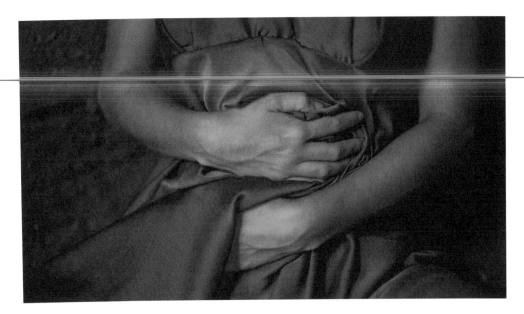

gacen a causa de ese gran malestar (llamado «hiperémesis gravídica») y que, en cambio, otras no noten absolutamente nada. Es decir, que no a todas nos afecta igual este aumento hormonal. A mi modo de ver, hay algo más que un factor puramente fisiológico.

Aunque igual te suene demasiado espiritual, creo que guarda relación con la historia previa que todas tenemos con nuestra madre, que nos gestó y tuvo sus propias vivencias. Así, nuestro embarazo, sobre todo al principio, nos enlaza a nivel interno con las sensaciones que nos llegaron a través de nuestra progenitora cuando éramos nosotras un bebé en su barriga. Y lo que sintió, esas sensaciones que quizá no fueron placenteras, podrían seguir grabadas en nuestras células, formar parte de nosotras,

y producirnos ahora un gran malestar que a menudo describimos como «que no es nuestro».

Es posible que esto que te cuento no te suene nada o que creas que, ahora mismo, me he flipado; pues si no te sirve, ni caso. Sin embargo, de lo que sí estoy segura es de que puedes sentir cómo la figura de tu madre, esté presente o no físicamente, adquiere más fuerza y protagonismo en este momento. *A lo largo del embarazo es fácil sentir la conexión con las mujeres en general y, en especial, con las de tu familia.* Y con tu propia madre, que te gestó, parió y cuidó tan bien como supo y pudo, igual que estás haciendo tú ahora. Nuestro linaje femenino nos acompaña, allí donde vamos, con sus historias, dolores, alegrías..., y ahora tú lo estás continuando.

> Mi madre no está, no me podrá acompañar en piel y alma. Aunque esté a mi lado siempre, aunque pueda sentir su calidez de madre, no podré apoyarme en su hombro ni escuchar su voz guiándome. Y lloro. No puedo contener esta pena, esta rabia... Ahora la necesitaría más que nunca.
>
> AROA

Yo he tenido mucho malestar en mis embarazos, muchísimos vómitos, náuseas continuas, sensación de estar enferma las veinticuatro horas... Y claro, cuando te sientes así, es fácil caer en el desánimo, sobre todo en el primer embarazo, que tenía la expectativa de estar a tope y resultó todo lo contrario. Y sí que percibí una tristeza difícil de explicar, como que no venía de mí. En mi caso particular, además, era fácil relacionarlo con el embarazo complicado que pasó mi madre cuando me tuvo a mí.

Nunca sabremos si esta teoría es cierta, pero quería contártelo porque a mí me hubiera ido muy bien que alguien me dijera que mantuviera la calma, que conforme avanzaran las semanas me iría encontrando mejor, que volvería a sentirme más yo misma, que aunque estuviera ilusionada era posible sentirme a la vez triste, y que esa tristeza a lo mejor no era tan mía, sino que venía de lejos.

¿Qué hacer si te encuentras realmente mal? Puedes empezar observando si cuando estás cansada o estresada las náuseas empeoran, e intenta tomártelo con calma y priorizarte. Come poquito y a menudo, evita los fritos y añade jengibre, regaliz y alimentos de sabor ácido a tu dieta, pues pueden ayudarte. Si las náuseas son más fuertes al despertarte, puedes comer un poco de pan tostado antes de levantarte. La acupuntura también es positiva. Si el malestar es demasiado intenso, consulta con tu profesional de referencia y, si lo estimáis conveniente, puedes optar por tomar algún fármaco.

Con el malestar suelen aparecer también los antojos o alimentos por los que sientes una necesidad impetuosa. ¡Qué locura que comas a todas horas aceitunas, berberechos, patatas fritas o sandía! El cuerpo es muy sabio y quizá lo necesita. No obstante, ya sabes que vale la pena cuidarse y elegir alimentos saludables, ya que al bebé le llega todo lo que tú tomas. Piensa un segundo antes de lanzarte, quizá podrías cambiar las galletas de chocolate por un plátano, ¡o quizá no! Además, durante todo el embarazo, pero especialmente en estas primeras semanas, debes tener precaución con la cafeína, el alcohol, algunos medicamentos... Todos los órganos del embrión se están formando, es muy vulnerable.

La magia ha comenzado y, a partir de dos células que se encuentran, se está modelando un ser humano, completo y perfecto. Tienes una personita dentro, del tamaño de un guisante, que al principio parece un renacuajo pero que, a medida que pasan las semanas, tiene cada vez una apariencia más humana. Qué increíble. En tan solo cuatro semanas de gestación, *justo cuando solemos enterarnos de que estamos embarazadas, el bebé, del tamaño de una lenteja, ya tiene un corazón que late.*

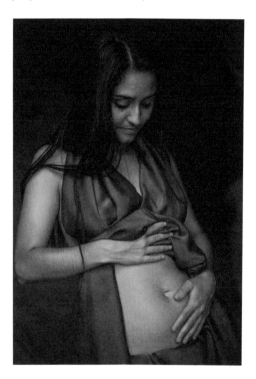

Recuerdo cuando escuché por primera vez el corazón de mi hijo mediano. Ese día tuve un pequeño desmayo debido a mi tensión baja, nada importante, pero me preocupé y fui a ver a una comadrona amiga para que me confirmara que todo estaba bien. Hasta ese momento, en las visitas médicas rutinarias, todavía no lo habíamos oído. Cuando me puso el *doppler* (ese apa-

ratito para registrar el sonido de los bebés dentro de la barriga) y lo escuché, no pude contener las lágrimas. Estaba ya ahí, latiendo fuerte, lleno de vida. Incluso lo grabé en audio con el móvil y se lo envié a mi marido, los dos embargados de emoción.

Pasa algo muy parecido con la primera ecografía, ¿verdad? Ves al bebé en la pantalla y no te puedes creer que eso esté sucediendo en tu interior. Una personita enana que da saltos y volteretas dentro de ti, aunque tú no lo notes. ¿Y si son dos? Debe de ser alucinante hacerse la primera ecografía y ver dos embriones (y ya no te digo tres). Supongo que eso genera aún más dudas y requiere soltar todas tus ideas preconcebidas de golpe. Pero estoy segura de que un embarazo gemelar puede ser vivido igualmente con plenitud y alegría, después del susto inicial y de todos los comentarios con los que se debe de lidiar, claro. Te diría que estés tranquila, que tu cuerpo es capaz de gestar dos bebés que ya son compañeros en la barriga y lo serán para siempre. De hecho, tienes dos pechos para amamantarlos a la vez. Entiendo que sobrevienen muchos miedos e incertidumbres, pero si dejas de lado la parte más racional, podrás seguir conectada a la sensación de perfección de tu cuerpo que es capaz de gestar dos seres al mismo tiempo.

Cuando es el segundo embarazo (o tercero o más), nos lo tomamos todo con mucha más calma. No estamos tan desorientadas como con el primero, no corremos a ver a la comadrona cada dos por tres para que alguien nos garantice que todo va bien. Nos sentimos más seguras con el proceso, tenemos la confianza en que nuestro cuerpo ya lo ha hecho una vez y de que sabemos ser madres, aunque en los días malos lo dudemos.

Eso sí, el cansancio es muy superior, ya que en los momentos en los que igual descansarías vas ajetreada con el hijo mayor, que no suele ser «mayor» para nada. También notarás, desde el principio, que tienes mucha más barriga, más prominente, que con el primer embarazo. Esto se debe a que las paredes del abdomen y del útero ya se han agrandado una vez. Así que tranquila, es normal. Por la noche parecerás embarazada de seis meses, ¡madre mía, qué volumen!

Si estás amamantando a otro hijo, igual empiezas a notar que te molesta su succión. La lactancia en tándem, o amamantar a un hijo mayor y otro pequeño, es posible, aquí el límite lo pones tú. Tu cuerpo está preparado para amamantar a cuantos hijos desees, así es de poderoso, aunque la naturaleza tiene previsto que durante el embarazo todo se centre en el bebé que gestas. Por eso es habitual que molesten los pezones y, más adelante, durante el cuarto mes aproximadamente, que baje muchísimo la producción. También es supernormal notar «agitación», es decir, que no te apetezca en absoluto que tu hijo mayor mame, que sientas un rechazo visceral, que muchas madres describen incluso como «ganas de empujarlo», aunque obviamente nos reprimimos

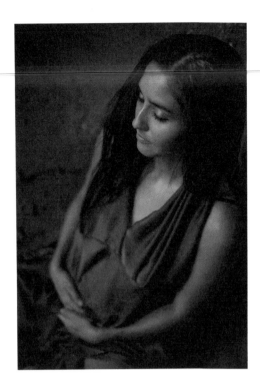

esos impulsos. Somos mamíferas y ninguna hembra amamanta crías cuando está embarazada. Eso no quiere decir que no lo desees o que no estés abierta a probarlo e ir viendo «sobre la marcha».

Si la sensación de agitación es muy intensa, y tienes claro que no quieres amamantar a los dos a la vez cuando nazca el bebé, es un momento en el que el destete podría resultar fácil. El 50 por ciento de los niños se destetan solos, y la otra mitad sigue mamando, aunque no salga leche, en la denominada «lactancia seca», hasta que, al final del embarazo, la producción vuelve a aumentar.

Las madres acostumbramos a tener sentimientos encontrados ante estas situaciones. Creo que lo mejor es que escuches lo que quieres hacer tú realmente, más allá de ideas preconcebidas, opiniones ajenas y la culpa que acecha. Y luego, que te hagas caso a ti misma, tanto si tu opción es destetar como continuar.

Mi hijo mayor, al que amamantaba para ir a dormir cuando me quedé embarazada del pequeño, se tumbaba para mamar y luego me decía: «Mamá, leche de avena, ¡que la teta no va!». Después de estas semanas de baja producción, y al nacer nuestro hijo pequeño, conseguí poder dar de mamar en tándem, algo tan precioso y poderoso que nunca olvidaré.

ANNA

PALABRAS CLAVE

DESCANSA: Escúchate a ti misma y descansa todo lo que el cuerpo te pida. Son solo unas semanas de más fatiga, luego volverás a recuperar la energía. El cuerpo te pide bajar el ritmo, ¡escúchalo!

DELEGA: Las mujeres tendemos a querer encargarnos de todo, pero estas primeras semanas son un muy buen momento para delegar. Deja que los otros se ocupen, tanto en el trabajo como en casa. Eso sí, tendrás que asumir que no lo harán exactamente como tú lo harías, pero eso forma parte del aprendizaje.

COMPARTE ESPACIOS CON TU MADRE: Como hemos comentado antes, seguramente sentirás con más fuerza la presencia de tu madre. Si es posible, comparte espacios con ella, habla y nútrete de ella, de su experiencia. Pregúntale cómo vivió ella su/s embarazo/s, cómo estaba, qué sentía, qué le preocupaba e ilusionaba. A lo mejor incluso te apetece muchísimo que te haga de comer. Y es que madre no hay más que una.

EMPIEZA A ESCRIBIR UN DIARIO: Pon palabras a todo lo que te vaya sucediendo en este proceso. Te servirá para poner en orden tantas emociones y sentimientos que a menudo nos abruman. Además, será un recuerdo valiosísimo. Aquí te hemos dejado, detrás de cada capítulo, unas hojas en blanco para que puedas escribir en ellas.

YOGA

Vamos con la parte de posturas, series y respiraciones que te aconsejo durante este primer trimestre, para cuidar ese cuerpo que está en plena revolución silenciosa y para trabajar tu mente, que igual tiene muchos miedos y preocupaciones.

Hay quien opina que durante el primer trimestre deberíamos evitar la práctica de yoga. Yo no le veo el motivo. Todo lo que te propongo es seguro y beneficioso para un embarazo saludable. Solo si tuvieras que hacer reposo por prescripción médica deberías evitar las posturas, pero, aun así, podrías aprovechar las meditaciones.

De todas formas, verás que es una práctica suave, teniendo en cuenta que seguramente tendrás poca energía o quizá sufras mareos y náuseas. Te invito a practicar a pesar del malestar, ya que, al movilizar el cuerpo y hacer respiraciones conscientes, es posible que te sientas mucho mejor y que las molestias se alivien. Eso sí, siempre escúchate a ti misma y, si necesitas parar, no hacer todas las posturas o ir más despacio, tú mandas. Confía en tu instinto.

> Cuando empecé a practicar yoga estando embarazada, pude conectar finalmente con mi bebé, sin prejuicios ni presiones. El yoga me permitió aceptar con armonía todos los sentimientos que me venían sin juzgarlos. Acepté mi embarazo tal y como era, no como la gente me decía que tenía que ser.
>
> GEORGINA

Trabajaremos series y posturas tierra. Es decir, asentaremos las bases con posturas sencillas, fortaleciendo el cuerpo para la gran expansión que vendrá de cara al segundo trimestre.

Así que empecemos por el principio...

Posturas y asanas

Conecta antes de empezar: siempre antes de la práctica, siéntate con las piernas cruzadas. Puedes poner un cojín en la punta de las nalgas para estar cómoda y sentir la espalda bien recta.

Pon una mano en el corazón y la otra en la barriga. Y detente, conectando contigo, con tu respiración, larga y profunda, y con el bebé, aunque ahora apenas se note.

Haz diez respiraciones.

1. Círculos sufís

- Sentada en el suelo, con las piernas cruzadas y las manos en las rodillas, haz círculos con la pelvis dejando que el pecho siga el movimiento de la columna. Inhalando al abrir el pecho hacia delante, exhalando al curvar la espalda hacia atrás.

- Este movimiento te permitirá movilizar toda la columna, masajeándote la zona lumbar y la pelvis.

- Los movimientos circulares nos llenan de energía y nos permiten soltar el miedo. Así que disfruta de cada círculo, que te balancea y acuna al bebé.

- Sigue tomando aire cuando el pecho se expanda hacia delante, y sácalo cuando se curve hacia atrás.

- Puedes hacer tantas repeticiones como desees, ya que es un movimiento muy beneficioso y desbloqueante.

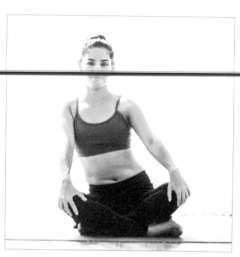

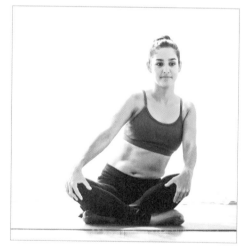

2. Gato-vaca

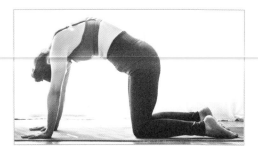

- Apóyate sobre las palmas de las manos y las rodillas (los cuatro puntos de apoyo). Las manos bien abiertas a lo ancho de los hombros, y las rodillas a lo ancho de las caderas. Si te molestan las rodillas, puedes colocar un cojín debajo.

- Al inhalar por la nariz, deja que las caderas y la cabeza miren hacia arriba (vaca), y al exhalar, como empañando un cristal con la boca bien relajada, deja que las caderas y la cabeza se miren recogiendo al bebé en un abrazo (gato).

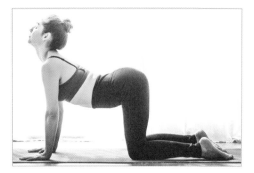

- Esta es una postura en la que todas las vértebras están implicadas, en movimiento, soltando la tensión. Sentirás también cómo se abre el diafragma; al mirar hacia arriba, notarás cómo estiras por debajo de las costillas creando más espacio.

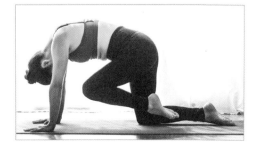

- Si quieres potenciar la fuerza y la resistencia, añade las piernas al movimiento. Es decir, estira una pierna cuando mires arriba e inhales, y recógela trayéndola hacia la frente cuando lo hagas hacia dentro y exhales. Puedes hacer diez repeticiones de cada lado, es decir, con cada pierna.

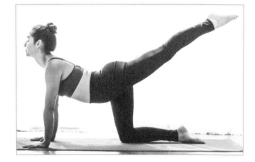

3. Tadasana o Montaña

- Esta es una postura básica y muy beneficiosa para todo el embarazo. Me detendré un poco más en ella.

- Se llama Tadasana, o cómo estar de pie alineado, y es necesario que la practiques siempre que te acuerdes en tu día a día, para ir integrándola hasta que te salga sin pensar.

- Colócate en posición erguida con los pies abiertos a lo ancho de las caderas, dejando que los dedos se alarguen y ocupen el máximo de superficie posible. El peso recae sobre la cara externa del pie, activando el arco interno. Las piernas están estiradas sin presionar las rodillas hacia atrás.

- Siente ahora la pelvis y deja que el sacro vaya hacia la tierra, como una larga cola que pesa hacia el suelo. Puedes colocar una mano en el sacro y deslizarla hacia abajo, para sentir el movimiento de descenso de la columna.

- El pubis se coloca entonces recogiendo suavemente al bebé. Las nalgas, relajadas. El abdomen, también relajado y activo; debes sentir que los músculos abdominales sostienen amablemente al bebé.

- Busca la sensación de pecho expandido. Normalmente vamos muy cerradas, así que tendrás la impresión de sacar el pecho fuera, y en el fondo solo habremos liberado un poco el diafragma.

- Los hombros pesan como dos pelotas hacia abajo, siente el peso de los brazos, que cuelgan como dos péndulos.

- La cabeza se eleva desde la coronilla, proyectándose hacia arriba. El mentón se recoge hacia la garganta sintiendo, así, cómo se alargan las cervicales.

- Quédate en esa posición respirando despacio unas diez respiraciones aproximadamente.

- Al inhalar, la coronilla se alarga más, y debes percibir que te impulsas hacia arriba, hacia el cielo. Al exhalar, siente cómo a través de tu pelvis, piernas y pies, salen unas raíces poderosas hacia el centro de la tierra.

- Estas dos fuerzas —la del cielo y la de la tierra— se encuentran en el abdomen, en tu centro vital, ahí donde está el bebé.

- La postura es clave para tu bienestar físico y también para la «recolocación» emocional.

- Con un cuerpo que tiende a cerrarse, con el pecho hacia abajo y la pelvis mal colocada, no solamente tendremos más posibilidades de sentir dolor, sino que además impediremos el flujo energético a lo largo de la columna vertebral.

- *La postura es un reflejo de nuestro estado de ánimo.* Cuando estamos tristes, curvamos la espalda, cerramos los hombros y presionamos el pecho. Corrigiendo nuestra postura, podremos alinear también las emociones, como si las recolocáramos.

- Una mala postura erecta no solo causará molestias durante el embarazo, sobre todo en la zona lumbar, sino que además cargará todo el peso en la faja abdominal, ejerciendo demasiada presión sobre la misma.

- La pelvis y los músculos del suelo pélvico son muy fuertes: están totalmente preparados para absorber el gran peso del bebé, la placenta, la bolsa de las aguas y el útero, que habrá crecido enormemente al final del embarazo. Pero la faja abdominal no es tan fuerte, y podemos dañarla si, debido a una mala postura, «dejamos caer» al bebé sobre ella. Además, si no estamos bien alineadas, no ayudaremos a que el bebé se coloque en la posición óptima de cara al parto cuando nos encontremos en el tercer trimestre.

- Estos músculos del abdomen deben estar relajados para poder expandirse con el crecimiento del bebé, pero también firmes para poder sostenerlo y desplazar al pequeño suavemente sobre la pelvis. ¿Cómo sentir que el abdomen está trabajando a la vez que está relajado? Muy fácil, alarga la columna.

- Practica esta asana cada día, para y respira en ella para así integrarla y mejorar la postura ¡cuando estés caminando por la calle, sentada en una silla, o en cualquier momento! De esta forma, verás que al alargarte todo se recoloca. La pelvis rota suavemente, el abdomen se activa (sin que hagas nada), el pecho se abre y los hombros se relajan.

- Observa además cómo cambia tu estado de ánimo, tu predisposición y tu nivel de energía. ¡Y es que cambia tu postura ante la vida! Si la acompañas con una sonrisa, ¡será la bomba! (Aviso: cuando tengas un mal día, también.)

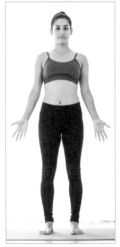
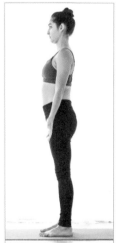

4. Virksasana o Árbol

- Partiendo de la Tadasana, o postura de Montaña, mira un punto fijo y coloca un talón en la ingle contraria. Si no llegas a la ingle, puedes apoyarlo en el muslo, pero evita hacerlo en la rodilla.

- Junta las palmas de las manos y deja que se presionen entre sí. Estira los brazos hacia arriba.

- Esta es una postura de equilibrio que tonifica piernas, equilibra el sistema nervioso y ayuda a aumentar la concentración. Con ella buscaremos mantenernos centradas y respirando, dejando que la montaña rusa emocional del principio del embarazo se tranquilice. Si te sientes estable, puedes intentar cerrar los ojos y recordarte a ti misma que el equilibrio está dentro de ti.

- Aguanta todo lo que puedas con cada pierna (con el talón en la ingle contraria).

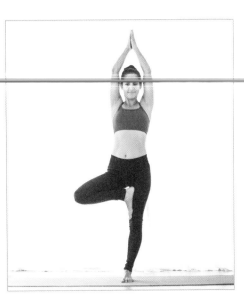

5. Pinza piernas abiertas en torsión

- De pie con las piernas abiertas y los pies paralelos, déjate caer hacia delante, haciendo que una mano busque el suelo y la otra suba hacia arriba, manteniendo los brazos bien estirados con la intención de crear una línea recta con ellos.

- Los pies están separados más o menos por un metro entre sí, e intenta que el peso se apoye en la cara externa del pie. Si descansa en la cara interna, tenderás a cerrar las rodillas hacia dentro.

- Haz cinco respiraciones largas en cada lado (es decir, con cada brazo hacia arriba/hacia el suelo).

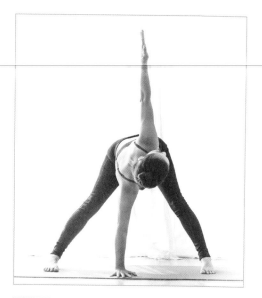

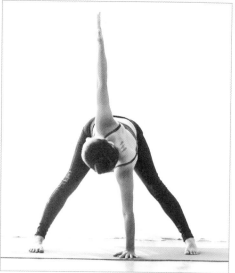

6. Setu Bandha Sarvangasana o medio Puente

- Túmbate bocarriba con las piernas dobladas; las plantas de los pies, bien puestas en el suelo. Pies abiertos a lo ancho de las caderas. Siente cómo tus pies se clavan en la tierra, enraizándose.

- Inhala en esta postura y exhala subiendo las caderas hacia arriba.

- Repite el movimiento unas diez veces, inhalando al bajar las caderas, exhalando al subirlas.

- Finalmente, quédate unos segundos con las caderas elevadas, entrelazando los dedos de las manos con los brazos por debajo del puente que has creado con la espalda.

- Es una postura de fuerza y resistencia, que prepara las piernas y las nalgas para el peso que van a tener que sostener conforme el embarazo avance. También libera y flexibiliza la zona dorsal, en la parte media de la espalda.

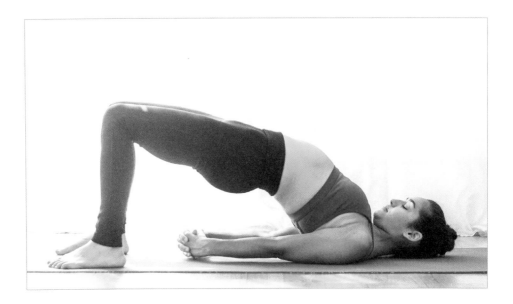

7. Apanasana

- Tumbada bocarriba abraza las rodillas abiertas hacia las axilas.

- La espalda está relajada en el suelo y el mentón se estira queriendo acercarse y tocar la garganta, alargando el cuello en el suelo también.

- No fuerces el abdomen, son los brazos los que deben estar firmes cogiendo las rodillas.

- Esta es una postura de descanso en la que puedes sentir cómo relajas toda la espalda y te aflojas hacia la tierra.

- Nota cómo, sobre todo la zona lumbar, se alarga y descansa.

- Si te apetece sentir que tus caderas se abren más, y ves que no estás forzando el abdomen, que sigue relajado, puedes hacer Ananda Balasana o postura del bebé feliz cogiéndote los pies en vez de las rodillas, con la planta del pie mirando al cielo y abriendo las rodillas en dirección al suelo.

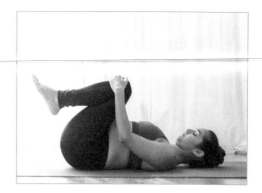

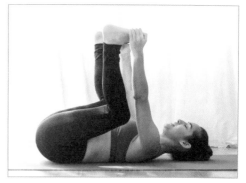

8. Jathara Parivartanasana
   o Torsión en el suelo

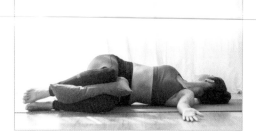

- Tal y como estás, tumbada bocarriba, coloca un cojín entre las rodillas (así no ejerceremos presión sobre el abdomen) y déjalas caer flexionadas sobre el lado izquierdo.

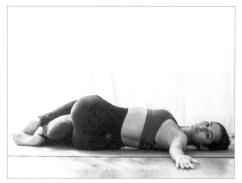

- Los brazos están abiertos a los lados en el suelo y la cabeza girada hacia el lado opuesto de las rodillas, el derecho.

- Quédate en esta postura unas cinco respiraciones y luego cambia de lado las rodillas (derecha) y la cabeza (izquierda).

- Esta asana flexibiliza la columna vertebral a la vez que ayuda a relajar los hombros y abre el pecho.

- Es una buena postura para soltar el miedo acumulado en el pecho y en los hombros.

- Siente cómo al inhalar expandes las costillas y al exhalar puedes aflojar la tensión.

9. Saludo a la Tierra

- Este es un vinyasa (o secuencia de posturas) dinámico pero sencillo para que te vayas familiarizando con los movimientos entrelazados, despertando así todo tu cuerpo, llenándolo de energía y preparándolo para los cambios que va a ir experimentando a lo largo del embarazo.

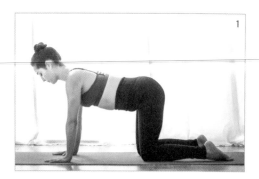

1. Empieza bien estable sobre los cuatro puntos de apoyo: palmas de las manos y rodillas en el suelo. Inhala.

2. Lleva la pierna derecha hacia delante apoyando el pie (luego cambiarás a la izquierda). Exhala. Observa que haya una línea recta entre el pie y la rodilla.

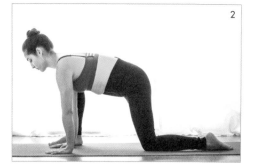

3. Sube brazos en V mirando al frente un punto fijo, para no perder el equilibrio. Sigue con los hombros relajados. Inhala.

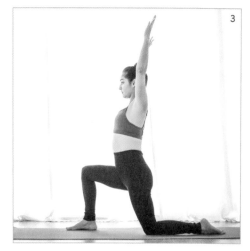

4. Regresa a los cuatro puntos de apoyo. Exhala. Lleva caderas y cabeza mirando hacia arriba. Inhala.

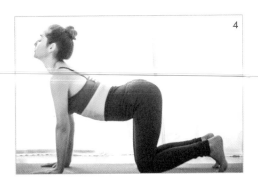

5. Perro bocabajo: las caderas suben hacia arriba, las manos te empujan fuerte hacia arriba y hacia atrás. Siente los hombros ceder y el pecho expandirse hacia el suelo. Los pies se mantienen abiertos a lo ancho de las caderas. Exhala.

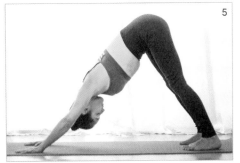

6. Vuelve a los cuatro puntos de apoyo. Inhala.

7. Coloca las manos en puño, uno encima del otro, y deja descansar la frente. Exhala.

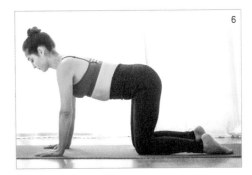

- Repite toda la secuencia, pero llevando esta vez la pierna izquierda hacia delante.

- Puedes hacer cuatro repeticiones, dos con cada pierna, alternándolas.

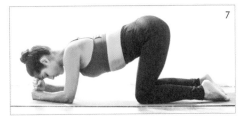

10. Relajación después de las posturas

- Siempre después de las posturas nos daremos un breve descanso.

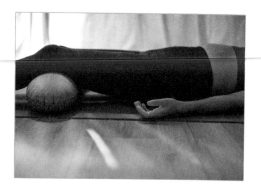

- Túmbate sobre la espalda, con un cojín debajo de las rodillas para que estas queden un poco flexionadas y así no fuerces la zona lumbar.

- Si estuvieras incómoda, sintieras ahogo o alguna molestia, no dudes en tumbarte sobre el lado izquierdo, con un cojín entre las rodillas.

- Durante cinco minutos, solo relájate intentado aflojar al máximo el cuerpo y dejando pasar los pensamientos sin atraparlos. Disfruta de esos instantes de merecido descanso.

Meditaciones

Después de la práctica de las posturas y de la relajación, escoge una de estas meditaciones según cómo estés o lo que te apetezca más trabajar.

1. Dejarse habitar

- Sigue tumbada. Pon primero tu atención en aflojarte completamente en el suelo. Repasa mentalmente tu cuerpo, de pies a cabeza. Y relájalo.

- Ahora que tu cuerpo está relajado, centra la mente. Todo el foco está puesto en tu respiración, que mueve la barriga.

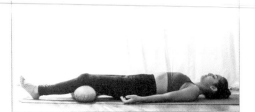

- Al inhalar, tu barriga crece, abultándose hacia fuera, y, al exhalar, se hace un poquito más pequeña, sin presionarla. ¡Ojo! ¡No hagas al revés esta respiración!

- Y mentalmente repite: «Me dejo habitar». Permite que ese pensamiento te acompañe, abriéndote a ese ser minúsculo que ya forma parte de ti, sintiendo que le vas haciendo espacio.

- Disfruta de esta relajación durante diez minutos.

2. Sa Ta Na Ma de Mirabai Ceiba

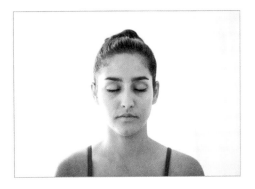

- Es el mantra del ciclo de la vida: infinito (Sa), vida (Ta), muerte (Na) y renacimiento (Ma).

- Siente este ciclo de la vida en el que todos giramos, y más ahora, con este bebé al que estás dando vida.

- Cruza las piernas, alarga la columna y canta durante siete minutos y, si te apetece, alárgalo más.

3. Adi Shakti Mantra de Snatam Kaur

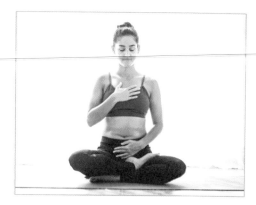

- Es el mantra del potencial creativo femenino. La magia creadora que tienes solo por el hecho de ser mujer. Estás creando un bebé, ¡eso es pura magia!

- Cierra los ojos y déjate balancear por el sonido.

- Disfrútalo.

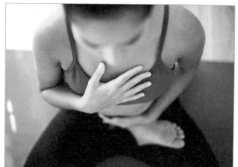

4. Ad Guray Nameh de Snatam Kaur

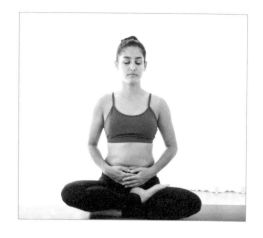

- El mantra de protección, para ti y para el bebé.

- Puedes imaginar que este mantra genera una burbuja luminosa en la que el bebé y tú estáis dentro, protegidos. El miedo se va y puedes llenar esa burbuja de confianza.

- Canta durante siete minutos y, si te apetece, alárgalo más.

5. Ma de GuruGanesha Singh

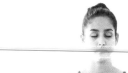

- «Ma», el sonido de lo femenino.

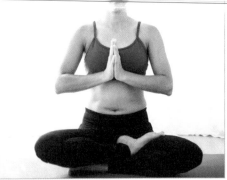

- Siente la energía de tus ancestros mujeres en ti, gracias a ellas estás aquí hoy. Ellas, que vivieron su propia historia, pero que lo intentaron hacer lo mejor posible en el momento vital en el que se encontraban.

- Siente tu voz que, al repetir el mantra, dice «ma-ma».

- El poder de lo femenino está en ti, deja que vibre en tu interior.

- Sigue sentada con las piernas cruzadas, pero ahora con las palmas de las manos juntas en el centro del pecho.

- Canta durante cuatro minutos y, si te apetece, alárgalo más.

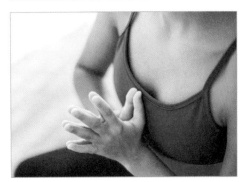

PEQUEÑO DIARIO PERSONAL:

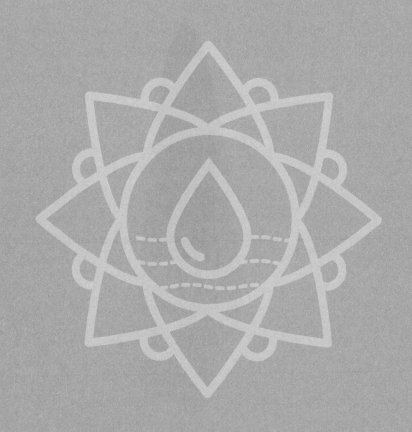

SEGUNDO TRIMESTRE

HAY UN MAR DE VIDA DENTRO DE TI

Son estas unas semanas de tranquilidad, de confianza y de alegría. Es el momento AGUA, elemento relacionado con el potencial creativo, con la transformación, con el gozo, con la emoción a flor de piel. Podríamos decir que ha llegado la primavera a esa semilla que ya está floreciendo en ti.

El primer trimestre, en el que has podido sentirte realmente fatal, va quedando atrás y con él las dudas y los miedos. Ahora, por el contrario, notas la gran presencia del bebé, que flota en tu matriz llena de agua. Tu cuerpo está más creativo que nunca; es vida en estado puro. Te sientes repleta de energía de nuevo, positiva y mucho más confiada. *Ahora vienen semanas de abrirte a la alegría de esta nueva vida que llega pisando fuerte*. Ya estuvimos abonando la tierra en la oscuridad, ¡es hora del subidón!

Me sentía muy vital y alegre, imparable, especial. Me encantaba mi cuerpo y me quería. A veces tenía miedo al pensar en todo lo que no estaba bajo mi control (el parto, las posibles enfermedades y malformaciones), pero, en general, sentía una serenidad y fuerza interior que me decían que con amor todo saldría bien. Y sentía mucho mucho amor.

ÀNGELA

Y ahora ya sí puedes proclamarlo a los cuatro vientos, recibir la alegría de los que te rodean y sentirte cuidada. El embarazo ya no es un secreto, ni quieres que lo sea. Y tanto el tamaño de tu barriga —que ha hecho un *boom*— como la tranquilidad de saber que lo más difícil ya ha pasado marcarán la positividad de estas trece semanas que vienen.

Es muy emocionante cuando le vas contando a la gente que estás embarazada. En nuestro caso, que era un embarazo gemelar, parecía que les hacía más ilusión aún. Recibimos también opiniones no pedidas y algunas preguntas insolentes, pero sobre todo mucho cariño de todo el mundo.

RENÉ

Durante mis embarazos he tenido siempre un primer trimestre muy duro, con muchas molestias que, de un día para otro, han desaparecido como por arte de magia. Y de golpe también más energía, buen humor y ganas de comerme el mundo. ¡Uf, qué alivio! Si estás pasando un primer trimestre muy duro y lees esto, tranquila, lo normal es que pronto, de un momento a otro y hacia la semana 13 o un poco más, todo cambie.

Pero ten en cuenta que, aunque sientas ahora mismo mucha energía, debes seguir cuidándote y escuchando las sensaciones que percibes, como la de cansancio. Tu cuerpo se encuentra en su máximo potencial creativo y, precisamente por ello, podría hacer que te costara poner límites al

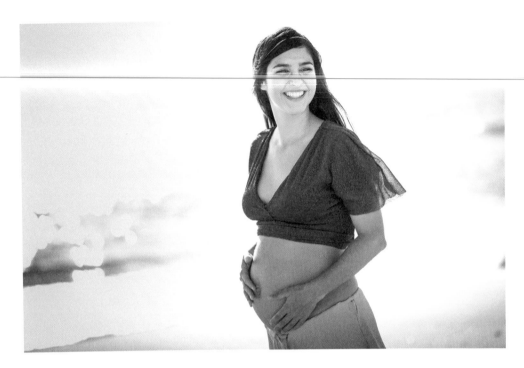

trabajo, tanto fuera como dentro de casa. No bajes la guardia: es importante que te midas bien para no agotarte.

> Las semanas iban pasando y mi cuerpo tenía un trabajo extra, pero el mundo seguía rodando, el ritmo laboral seguía siendo alto y empecé a notar que no llegaba a todo. ¡Qué angustia sentía por ello!
>
> NATALIA

En yoga consideramos que se produce un acontecimiento muy importante durante este trimestre: se cree que el día 120 del embarazo, en el cuarto mes, llega el alma del bebé. Así, ese ser que revoloteaba a tu alrededor acaba de elegirte y se entrega a habitar ese cuerpo que estás gestando. Y ahí tu conexión con él se hace más clara, más vívida.

Ese bebé es cuerpo y ahora también es alma. Sí, sé que puede sonar demasiado místico lo que te estoy contando, pero una embarazada, cuando cierra los ojos, sabe que está gestando mucho más que un cuerpo, ¿verdad? Ese día, los yoguis hacen una fiesta con comida, música y meditaciones para así darle la bienvenida a esa alma.

En todo caso, tu expansión es física y también espiritual, estás ya en otra dimensión.

Este segundo trimestre es un momento en el que te resultará fácil conectar con el bebé y también con la sensación de plenitud.

Tu cuerpo va cambiando por segundos y notarás la necesidad de cuidarlo aún más. Seguramente tendrás ganas de sentirte bien también por fuera, por lo que será una buena idea empezar a adquirir ropa premamá, pues te verás bonita y cómoda. Hace semanas que ya no te sirven los tejanos: puedes dejarlos en el fondo del armario, ¡falta mucho para volver a ellos!

Para cuidar la piel de la barriga y los pechos puedes usar cremas, pero en mi opinión no hace falta que sean carísimas. La cuestión es mantener la piel hidratada, así que con una loción sencilla o un aceite de almendras tendrás más que suficiente para que los tejidos se mantengan elásticos. Y luego cruza los dedos para que tu naturaleza haga el resto del trabajo y te libre de las estrías. De todas formas, si finalmente aparecen, serán marcas de guerra que te acompañarán para recordarte que eres una diosa capaz de dar vida.

Si no estás llevando bien los cambios físicos, si no te ves bella y sexy, te animo a que cambies la mirada. Observa cómo se transforma tu cuerpo de forma prodigiosa, creando un hogar dentro de ti para que se produzca el milagro de la vida. Admira tu

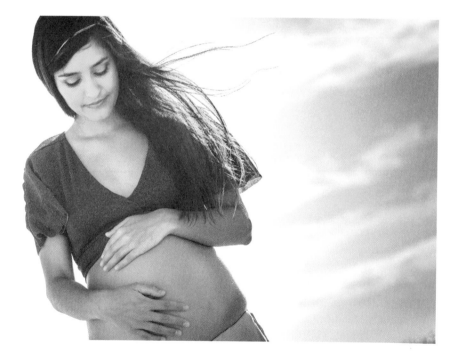

generosidad: eres capaz de movilizar incluso tus órganos para hacer sitio a ese ser que crece en tu interior. Piénsalo, ¡es muy fuerte! Déjate sorprender por la capacidad de tu cuerpo y disfruta de tus nuevas curvas, ¡son superfemeninas!

Sobre todo a partir de este trimestre, tu cuerpo se inunda de endorfinas y de oxitocina, hormonas clave en el embarazo. Las endorfinas son las hormonas de la felicidad: te sientes dichosa, de buen humor, con más paciencia, estás radiante en definitiva. Vale, quizá leas esto y no te sientas tan espléndida, te veas la cara hinchada o estés engordando más de lo que te recomienda la comadrona. Pero ¿y ese pelazo que tienes? ¿Y ese cutis brillante? ¿Y esa luz en tus ojos? Aprovecha ahora, que del pelo y las ojeras ya hablaremos luego en el posparto. La oxitocina, por otro lado, es la hormona del placer: tu cuerpo se llena de sensaciones gozosas, estás abierta y receptiva. Y qué curioso que sea la gran hormona del parto, ¿verdad? ¡Ya lo hablaremos más adelante! ¡Qué sabio es el cuerpo, que nos baña de hormonas tan agradables!

Y si hablamos de placer, tenemos que hablar sobre otro gran tema: hacer el amor durante el embarazo. Es normal tanto si te apetece mucho tener sexo como si no te apetece nada, pues cada mujer es un mundo. Las hay que sienten muchísimo deseo, y es normal, pues la zona de la vulva durante el embarazo está más irrigada, es decir, hay más terminaciones nerviosas y, por eso, disfrutan más y llegan con mayor facilidad al clímax. El cuerpo está sensible y busca el gozo con todas las células. También es habitual que, al tener sexo u orgasmos, notes contracciones de Braxton Hicks, esto es, aquellas contracciones con las que la barriga se pone dura pero que no duelen y que son totalmente normales. A no ser que haya alguna contraindicación, hacer el amor no solo no perjudica al bebé, sino que le damos un baño de oxitocina extra, por lo que se embriaga de energía y de amor. Y es también una manera de conectar con la pareja, no desde las palabras, no desde la mente, sino desde el cuerpo, con la contundencia de los besos y los abrazos sin ropa de por medio.

En cambio, hay mujeres a las que durante el embarazo no les apetece en absoluto tener relaciones sexuales. Somos el único mamífero que tiene sexo cuando está gestando o amamantando, así que podríamos decir que nuestra naturaleza a nivel animal no nos lleva a ello. Además, la energía sexual es muy intensa, y tanta intensidad quizá no nos apetezca y protejamos al bebé de ella inconscientemente. O puede que el cansancio, no sentirte guapa o el miedo a hacerle daño al bebé contribuyan negativamente a disfrutar de la experiencia sexual. Así que todo está bien. Lo que no puede faltar es escucharse y comunicarse con la pareja para poder pedir o explicar lo que estamos necesitando. Precisamos de mucha comunicación y, nos apetezca o no tener relaciones, no olvidemos que el contacto físico es sumamente necesario durante la gestación.

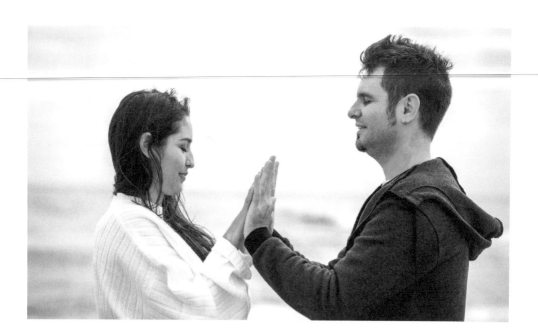

Recibir masajes, caricias y besos, y sentir a la pareja cerca físicamente nos ayuda a disfrutar de un embarazo saludable.

A menudo, en este proceso tan brutal que vivimos las mujeres, buscamos mucho el apoyo de la pareja desde las palabras, desde la mente: les contamos lo que nos pasa, lloramos, reímos e ¡incluso las dos cosas a la vez! Queremos que nos comprenda, pero es tan difícil. Estás viviendo algo tan especial que es imposible que alguien que no haya pasado por lo mismo pueda empatizar al cien por cien, y puede que, al ver que no hay esa completa comprensión, nos sintamos frustradas. ¿Qué tal, pues, si cambiamos algunas palabras por abrazos, besos o masajes? De esta forma, notarás que tu pareja está presente, sentimiento

que, de hecho, es la base de lo que necesitas, es decir, que tu pareja esté amorosa, confiada, paciente, que te tome de la mano ante tanto cambio, que veas que os tiráis a la piscina juntos.

Si vas a ser madre soltera, no dudes en pedir que te hagan masajes, en compartir espacios con amigos y familiares, en abrazar a tus seres queridos. El contacto nos nutre, nos relaja y nos hace sentir acompañadas.

Durante este trimestre, que va de la semana 14 a la 27, no paran de suceder cosas increíbles. Hemos hablado del subidón hormonal, pero algo que va a marcar un antes y un después en tu gestación es que empezarás a notar los movimientos del bebé. Ocurre hacia la semana 20, un poco antes si no es el primer hijo, o un poco después si es el primero. Todos los bebés —ya sea el primero, el segundo o más— hacen lo mismo, pero si eres mamá primeriza te va a costar un poco identificar que «eso» que notas en tu interior es el movimiento del pequeño. Las primeras veces será un suave aleteo o algo que muchas mujeres describen como «burbujas», y, más adelante, movimientos más marcados. A partir de aquí, el embarazo ya no es solo confiar en que todo está bien, ya no se trata solo de esa fe ciega, ya no nos parece todo tan frágil, pues sus pataditas son una señal inequívoca de que el bebé está muy a gusto. Tu cuerpo es absolutamente perfecto para darle vida y sus movimientos te lo recuerdan. *Sentir los movimientos del pequeño te llena de ilusión y hace que el embarazo se vuelva más real y más tangible.*

> Por fin un día noté la primera patada de mi pequeña. Fue una sensación maravillosa. La confirmación de que sí, que estaba ahí, dentro de mí. La imaginé jugando en ese mar cálido y lleno de amor. No lo olvidaré nunca. Conforme pasaban las semanas la notaba más: reaccionaba a las canciones que le cantaba, a mis bailes, sentía cómo se calmaba cuando ponía mi mano sobre el vientre. ¡Qué bonito conocernos así durante el embarazo para finalmente mirarnos a los ojos al otro lado de la piel!
>
> ANA

Es verdad que notar los movimientos del bebé tranquiliza mucho, aunque las que somos miedosas podemos seguir teniendo algunos momentos de inseguridad. Lo que está pasando dentro de nuestra barriga es tan importante y la naturaleza nos impide verlo, por lo que en algún momento puede que nos entre la inquietud. Las hormonas y todo lo que va sucediendo a lo largo de este trimestre nos invitan a disfrutar a tope, pero probablemente no sea todo de color de rosa. Aun así, y pese a que algunas cosas difíciles puedan pasar, recuerda que tu cuerpo te acompaña para que puedas sentir plenitud con facilidad, aunque convivas con algunos temores.

A mí me ocurrió una noche embarazada de mi tercer hijo. Empecé a pensar que no se movía. En el fondo, sabía que no sucedía nada malo y que era mi propia mente que me estaba jugando una mala pasada, pero fue creciendo la angustia dentro de mí. Cuando mi marido llegó de trabajar se lo conté y, claro, él se asustó todavía más y fuimos corriendo a urgencias. Estaba segura de que todo iba bien, pero el miedo de que pasara algo se había apoderado totalmente de mi mente y de la situación. Fuimos al hospital, me recibieron muy bien, con mucha calma y amabilidad, y enseguida escuchamos su corazón y constatamos que todo iba sobre ruedas. *Así que, si algún día el miedo se adueña de ti o tienes una mala sensación, no lo dudes y busca ayuda.*

Al quedarme embarazada con cuarenta y dos años tenía mucho miedo de que algo no fuera bien. A los cuatro meses y medio por fin conseguí relajarme, pero hasta ese momento mi embarazo había estado lleno de rechazo hacia el bebé por si no sobrevivía, ni siquiera miraba la pantalla cuando me hacían una ecografía para no enamorarme de él.

MARY

Durante este trimestre se realiza también la segunda ecografía. Además del sexo, si es que queréis saberlo, esta confirmará que el bebé está sano o, si fuera el caso, avisará de las posibles malformaciones para que podáis decidir interrumpir el embarazo o no.

Y llegó la ecografía morfológica de las 20 semanas. Esperaba con miedo ese día. Otra vez mi amigo el miedo, pues mi tío materno tiene síndrome de Down y la genética pesa. Cómo no, mi querida mente se había encargado, a lo largo de los años, de grabarse la idea de que, como tenía papeletas de tener un hijo con Down, me tocaría, y tenía claro que no lo quería. Finalmente nos dijeron que Liam era un niño sano y respiramos tranquilos.

NATALIA

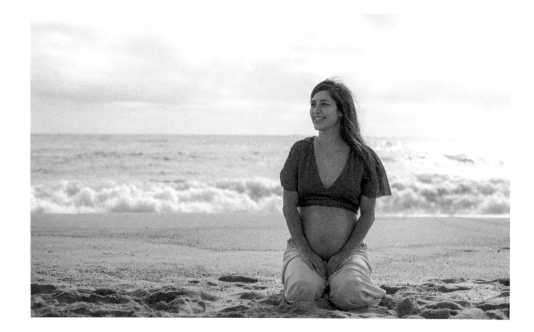

Entre las semanas 24 y 28 también suelen proponer realizarte el test de O'Sullivan, que sirve para valorar la cantidad de azúcar en sangre una hora después de haber tomado 50 gramos de glucosa vía oral; es decir, un zumo superdulce que a muchas de nosotras nos da unas ganas terribles de vomitar, así que puede ser una prueba muy desagradable. Si decides hacértela, recuerda que la recomendación es no ir en ayunas y que es normal que sientas al bebé como loco después de haber tomado tanta azúcar y que luego te dé un pequeño bajón. En otros países esta prueba está en desuso a no ser que tengas factores de riesgo de diabetes gestacional.

Ahora el bebé ya tiene una apariencia completamente humana. Al final de este trimestre medirá un palmo aproximadamente y pesará un kilo más o menos; ya es una minipersonita que se va preparando para poder vivir fuera de nosotras. Además, ya puede oír la voz de la madre, su respiración, los latidos de su corazón... De este modo nos convertimos en su sonido favorito, el sonido que le dice que todo va bien, que está en casa. Por eso, tus canciones y el latir de tu corazón seguirán siendo «casa» muchos meses después del nacimiento.

A veces querer da miedo, y yo tuve mucho, no quería soltarme. Había momentos en que pensaba que estaba muy cerca de perderlas e inocentemente pensaba que, si las amaba menos, sufriría menos. Un día sentí que, si algún día tuviera que despedirme de ellas, quería que fuera amándolas con todas mis fuerzas.

ALBA

Hasta la semana 37, ya en el tercer trimestre, no se considera un bebé a término. Si el pequeño decide nacer antes de la semana 24, no hay posibilidades de que sobreviva, y de la 24 a la 28 se considera un gran prematuro. Pensamos que nunca nos tocará a nosotros, pero hay algunos bebés que vienen a revolucionarlo todo, a romper por completo nuestras expectativas y deciden nacer antes. Son pequeños que necesitan asistencia médica para poder tirar adelante, el contacto de tu piel con su piel, el calor de la incubadora y todas las ayudas posibles, sobre todo con la alimentación y el oxígeno.

Sabía que podría verlas, olerlas y reconocerlas, pero que muy pronto se las llevarían a su nave espacial. Durante semanas solo las pudimos tocar «a trozos» y nos conformábamos con mirarlas sabiendo que ellas necesitaban estar ahí.

ALBA

También hay bebés que deciden que esta no es su aventura y nos dejan antes de poder conocernos aquí fuera. *Es un tema muy tabú, y más en un libro sobre embarazo, pero sabemos que existe, que está ahí, y que, de hecho, es el gran miedo de todas, el que más asusta: que le pueda pasar algo a nuestro pequeño.* Y a veces, por desgracia, sucede. Son bebés estrella que nos acompañan ahí donde vayamos.

> A las 18 semanas de gestación le diagnosticaron a mi hija una enfermedad incompatible con la vida. En ese momento no me lo podía creer. Nunca piensas que te va a tocar a ti. La parí, la abracé y me despedí de ella. Era tan preciosa. Nadie me contó lo duro que sería un posparto, un sangrado, la subida de la leche y los altibajos hormonales sin mi hija en los brazos. Me preguntaba: ¿dónde estará ahora?
>
> MÓNICA

¿Cómo gestionar el siguiente embarazo cuando has vivido una experiencia tan dura? La mochila pesa, y no es fácil confiar ahora. Un bebé arcoíris es aquel hijo sano que llega después de que la madre haya sufrido una pérdida gestacional (durante el embarazo) o perinatal (desde la semana 22 de gestación a los siete días de vida del bebé aquí fuera). No hay palabras para describir la sensación de vacío que siente una mujer que pierde a su bebé, un bebé

que ha decidido no llegar, no seguir: frustración, culpa, rabia, ~~enojo~~. Resulta muy difícil aceptar la muerte cuando esperas la vida.

Las primeras sensaciones son de «no entender»: «No comprendo que esto haya pasado, que me haya pasado a mí». Y culpa, mucha culpa: «¿Qué he hecho mal?». Después llega la rabia, el enfado con la situación, y más adelante llega el dolor y la tristeza profunda. Y conforme pasan los meses, poco a poco, aparecen nuevamente el amor y la paz. Se trata de un proceso largo que no es fácil de acompañar para las personas que nos rodean. Muchos tendrán ganas de pasar página rápido, de que te seques las lágrimas y pienses en los futuros hijos que vendrán; y otros se incomodarán al verte porque no sabrán qué decirte, ni cómo consolarte. Nada más lejos de lo que necesitas, que es que te escuchen, te abracen o quizá que no hablen demasiado. ¿Por qué ese bebé ha decidido no quedarse contigo? A menudo no se sabe. Y solo cabe el confiar. Sé que todo esto son palabras si tú, que me lees, has pasado por esta experiencia. Te abrazo profundamente como a una hermana e inclino mi cabeza.

Y ahora, que estás embarazada de nuevo, se remueven todos esos sentimientos. A veces es miedo a que este bebé sano le quite espacio a su hermano que no nació, y a menudo es miedo a volver a confiar, miedo a sentir que esta vez sí que va bien. Nadie le quitará el sitio al bebé que sentiste en tu vientre, pues hay una parte de ti, de tu cuerpo, de tu mente, de tu ser que sigue lleno de él. Algo cambió en ti solo por el hecho de gestarlo, y eso es para siempre. Él llegó y te tocó para siempre.

Llega tu bebé arcoíris, tan lleno de vida y de luz. Salió el sol después de la oscura tormenta *para que vuelvas a creer que sí es posible.* Estos pequeños vienen acompañados de gestaciones llenas de miedo en las que costará mucho confiar y disfrutar, vincularse emocionalmente con el bebé incluso hasta que no lo tengas en los brazos. No te culpes por ello, eres absolutamente perfecta para ese pequeño que gestas también con tus temores. Es importante que tengas momentos para él, y el yoga o la meditación te pueden ayudar muchísimo a conectar con ese bebé y con vuestro presente, tan lleno de vida. Podrás serenar los

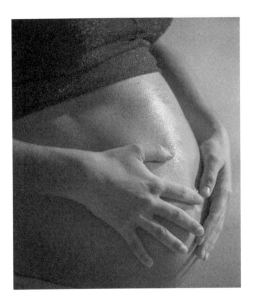

pensamientos que te conducen al miedo y sentir que ahora todo está bien.

¿Y CUANDO ES EL SEGUNDO?

Cuando ya tenemos otros hijos, a estas alturas del embarazo, empieza a sobrevenir la dichosa culpa. Culpa por el hijo mayor al que amas profundamente y no quieres que sufra, que quieres seguir cuidando como si fuera tu único hijo. Y te preguntas si podrás, si serás capaz de amar a dos hijos con la misma intensidad, una intensidad brutal. Si lo llevará mal, si sentirá celos, si se notará desplazado... Además, esos hermanos ahora ya «mayores» acostumbran a tener entre dos y tres años, una edad en plena fase de afirmación personal acompañada de estallidos emocionales. Y piensas si con esas «rabietas» igual está sacando el enfado por la llegada del hermanito al que todos le dicen que tiene que querer y cuidar. Te aconsejo que lo protejas de ese tipo de comentarios, que generan presión en él. Un bebé dentro de la barriga es algo muy abstracto y poco real para un niño de dos años. Ya sabes que lo va a cuidar y que lo querrá, no hace falta presionarlo. Tranquila, deja que vaya a su ritmo.

Y culpa también por el hijo pequeño: nos da la sensación de que casi no nos acordamos de él, que no nos cuidamos tanto como en el primer embarazo, que la barriga nos sigue en el ritmo del día a día pero que no le prestamos atención. A veces no nos acordamos ni de cuántas semanas

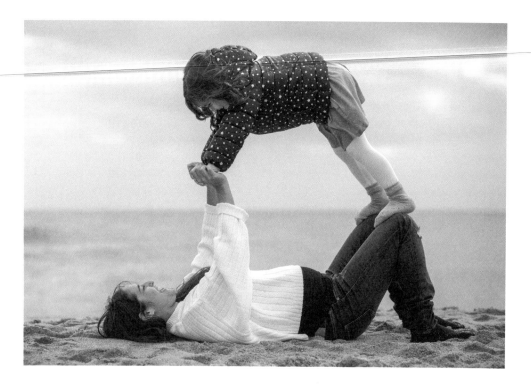

estamos, ya que la atención se encuentra ahora dividida. ¿Podré amarlo tanto como amo al mayor?

Esta es la dualidad de cualquier madre embarazada del segundo hijo, así que, si te sientes identificada, tranquila, lo hemos pasado todas, pero te diré una cosa: amarás tanto, tantísimo a tus dos hijos que no podrás creer cómo puede ser que el amor en tu corazón se pueda multiplicar de esta forma. Y los mejores recuerdos de tu vida serán ver cómo se miran, se defienden y se quieren. Tener hermanos es un regalo, así que siéntete generosa y a por ello.

¿Y CUANDO ES EL TERCERO O MÁS?

Un día, en el embarazo de mi tercer hijo, mi hija mayor me dijo que no nos acordábamos mucho del bebé de la barriga y, en parte, tenía razón. La vida entre desayunos, coles, extraescolares, bañeras, cenas, rabietas del segundo y deberes de la mayor giraba rápido sin mucho espacio para el pequeño que venía de camino.

Entonces, la gran pregunta es: ¿llegaré a todo? En el momento en que anuncias que estás embarazada del tercer hijo la gente tiende a decirte cosas como: «¡Qué valiente! ¿Es buscado? ¿Ya podrás con todo?». Son comentarios que quizá de entrada parecen no afectarte, pero durante el embarazo, que estamos tan sensibles, te vas impregnando de esos miedos ajenos. «¿Será que tres son muchos?¿Será verdad que no podré?»... Y dudas.

Yo también lo pensé: «¿Seré capaz?». Y me inundaba la sensación de que quizá no era suficiente, hasta que descubrí que el caos estará presente (¡por supuesto!) y también que habrá muchas veces que no podré, que no llegaré, que sentiré que no soy suficiente. Y ese será mi aprendizaje y mi crecimiento: sentir que soy la madre que mis hijos necesitan, perfecta y capaz, aunque no llegue a todo. Y disfruto de ese caos maravilloso que es la vida de madre (aunque a veces me tire de los pelos). ¿Te suenan estas palabras? Pues grábate esto ya en la cabeza: «Soy suficiente buena madre para mis hijos. Lo hago lo mejor que puedo y, donde no llego, respiro y me amo también, enseñándoles así a mis hijos a amarse a ellos mismos incondicionalmente, cuando cumplan sus objetivos y también cuando no lo consigan».

PALABRAS CLAVE

RÍE: Ríe mucho. Que te entren ataques de risa. Mira series que te hagan reír, rodéate de gente que te arranque carcajadas, con las que te sientas a gusto. Huye de las compañías que no te aportan o te estresan o de pelis que te pongan nerviosa. Está claro que en un embarazo habrá momentos de todo, pero procura que lo que esté en tu mano te haga subir las endorfinas (recuerda: son las hormonas de la felicidad).

CANTA Y BAILA: Es tiempo de disfrute, de gozo. Canta y baila, aunque creas que lo haces mal. Ponte música que te guste y vuélvete loca. Muévete y disfruta. Tómalo como un baño de hormonas del subidón para ti y para el bebé.

RECIBE MASAJES Y HAZ EL AMOR: Que te toquen, que te cuiden desde el cuerpo, que se despierten tus receptores del placer. Y haz el amor si te apetece, disfrutando del encuentro sin ropa de dos cuerpos que han hecho la gran metamorfosis.

BUSCA EL CONTACTO CON LA NATURALEZA: Te conectará con esa fuente de vida que hay dentro de ti. Toca las hojas, huele las flores, pisa la hierba con los pies descalzos. Vida dentro y fuera de ti. Respira.

YOGA

Como en estas semanas sientes más energía, voy a proponerte una práctica de yoga más dinámica: posturas de estiramiento, que ayudarán al cuerpo, que ahora está en plena expansión, y posturas de fortalecimiento, aprovechando la subida de energía y que la barriga aún no está muy grande.

Cuanto más fuerte y ágil llegues al tercer trimestre, mejor te vas a sentir y menos molestias tendrás. Recordemos que el embarazo es un estado de salud, no normalicemos dolores y malestar, y ayudemos al cuerpo a adaptarse a los cambios producidos por la nueva situación.

Aprovechemos en la práctica del yoga este momento AGUA: movimiento, emoción, energía y vitalidad.

Antes de empezar, conecta contigo y con el bebé. Igual que en el primer trimestre, permanece un instante con las piernas cruzadas y un cojín bajo las nalgas, la espalda bien recta y los ojos cerrados. Coloca una mano en el corazón y la otra en la barriga, tocando al bebé. Detén todos los pensamientos sobre los quehaceres del día y sumérgete en ese estado de silencio, un espacio para cuidar de ti y del bebé.

Haz diez respiraciones bien largas, siempre por la nariz, dejando que en cada una puedas sentirte más relajada y conectada.

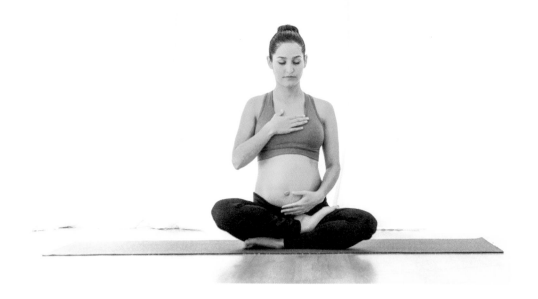

1. Gato-vaca

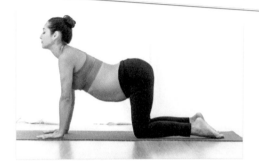

- Puedes volver a hacer este movimiento que realizamos en la práctica del primer trimestre. De esta forma calentarás toda la columna, moverás la pelvis y crearás espacio en la zona del diafragma, debajo de las costillas, para el crecimiento del bebé.

- Recuerda que nos situamos sobre las manos y las rodillas, y dejamos que caderas y cabeza miren hacia arriba, arqueando la espalda, en la inhalación, y que se miren, recogiendo al bebé, en la exhalación.

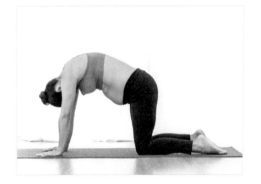

- Podemos repetir el movimiento un par de minutos.

2. Dhanurasana modificado o Arco modificado

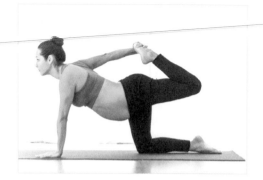

- Desde la postura anterior, coge el pie derecho con la mano izquierda (¡pie y mano contrarios!) y permanece así unos segundos antes de bajar y cambiar de pie y de mano. Verás que no es fácil mantener el equilibrio, sostén la mirada al frente, en un punto fijo, el pecho bien abierto y el pie alejándose de la nalga. Es importante no forzar la zona lumbar, así que, si sientes molestias, mantén el pie cerca de la nalga.

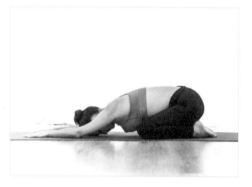

- Después de aguantar unos segundos con cada pierna, descansa como ya hicimos en el primer trimestre en Balasana o postura de bebé, llevando las nalgas atrás, hacia los talones, y la frente al suelo. Deja que, en esta postura, la espalda descanse redondeada.

3. Adho Mukha o Perro bocabajo

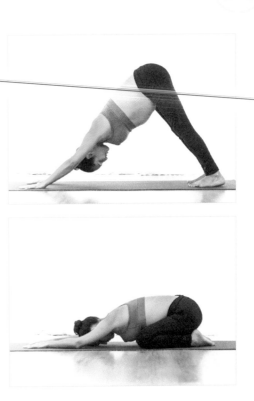

- Vuelve a ponerte sobre las manos y las rodillas y deja que los dedos de los pies toquen el suelo. Desde ahí, empujándote con las manos, sube las caderas hacia arriba y hacia atrás, como si quisieras que los talones tocasen el suelo, aunque no lleguen. Las manos bien apoyadas en el suelo y abiertas, el pecho extendido y el peso hacia atrás. Aquí la barriga se mantiene relajada.

- Esta postura ayuda a mejorar la circulación, suelta el peso de la barriga y estira toda la espalda de forma muy completa. Puedes jugar a doblar las rodillas, o alternar una y otra, para estar más relajada en la postura.

- Mantente unos segundos, sin forzar, y descansa de nuevo en Balasana cuando lo necesites.

4. Variante de Janu Sirsasana

- Siéntate en el suelo, con la pierna derecha estirada y abierta y la izquierda doblada, con el talón en la ingle. Estira ahora el brazo izquierdo, abriendo bien la axila, manteniendo el pecho bien abierto y sin taparte la cara. Si te resulta sencillo, puedes llevar la mirada hacia arriba, aumentando la apertura que te ofrece la postura. Siente cómo haces espacio en todo el costado izquierdo, intentando no bloquear la barriga en el lado derecho.

- Haz diez respiraciones, llevando la respiración hacia la costilla izquierda, abriendo, y luego repite hacia el otro lado.

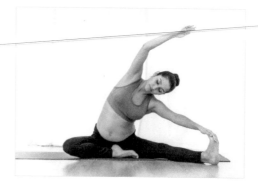

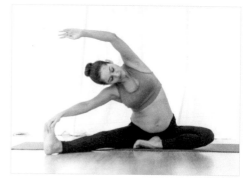

5. Upavistha Konasana o Pinza piernas abiertas

- Siéntate con las piernas abiertas. Puedes ponerte de nuevo un cojín bajo las nalgas para ayudarte a estar más cómoda. Estira primero los brazos hacia arriba, alargando la columna y luego bájalos como si quisieras cogerte los pies. Si no llegas a ellos, puedes doblar ligeramente las rodillas hasta conseguirlo.

- Mantente en esta postura durante cinco respiraciones largas y profundas, percibiendo cada vez que coges aire que la espalda se alarga, y cada vez que lo sueltas que el cuerpo cede despacio hacia abajo. Es una postura exigente, en la que puedes sentir mucha frustración al no llegar bien a los pies. No importa el resultado, si no llegas, está bien igual.

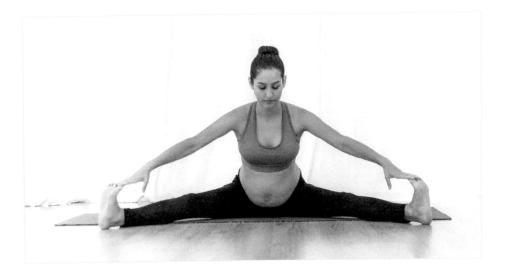

6. Baddha Konasana o Mariposa

- Junta ahora las plantas de los pies y cógelos. Alarga la espalda, permitiendo que el pecho se abra y los hombros bajen. Busca, sin forzar, el estiramiento de la cara interna de los muslos y de las ingles. Deja que el torso se incline hacia delante, potenciando la apertura de la pelvis.

- Haz diez respiraciones bien largas, mientras le das permiso al cuerpo para ir relajándose y abriéndose.

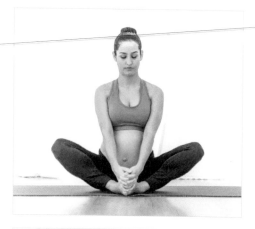

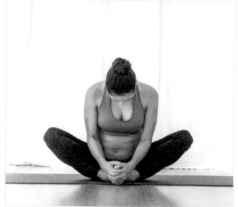

7. Torsión en medio Loto

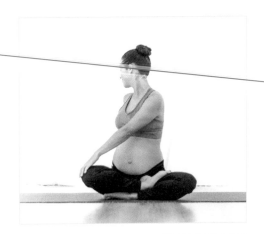

- Cruza ahora las piernas y coloca la derecha encima de la izquierda. Alarga la coronilla hacia arriba a la vez que giras a la derecha, mirando atrás todo lo que puedas. Siente cómo la espalda gira y cómo recoges al bebé suavemente con el abdomen.

- Haz cinco respiraciones y luego cambia de pierna y de lado de giro.

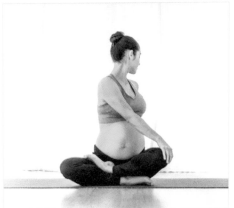

8. Virabhadrasana o Guerrera

- Ponte de pie y abre mucho las piernas. Gira primero el pie derecho y dobla esa rodilla. Extiende los brazos a los lados (¡cuidado, hombros relajados!) y mira la mano derecha. Las caderas se quedan orientadas hacia el frente, mientras la rodilla gira hacia un lado.

- Es una postura de fuerza, así que prepárate para mantenerte un minuto en cada lado, y sentir la guerrera que hay en ti.

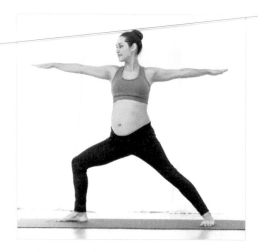

> Las posturas de fuerza que practicábamos en la clase de yoga me ayudaron mucho a sentir mi voluntad, determinación y fortaleza, y así hacer frente a todo lo que fuera ocurriendo en el embarazo, parto y posparto, y me recordaba que sí que podía.
>
> ANNA

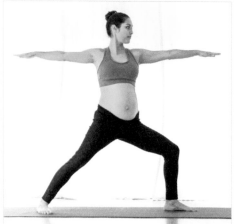

9. Trikonasana o Triángulo

- Partiendo de la postura anterior, estira las piernas y lleva el brazo izquierdo hacia arriba, alineado con el hombro. No quieras con la otra mano cogerte muy abajo, sino que debes priorizar sentir que empujas la pelvis hacia delante, notando el estiramiento en la zona de la cintura, con el fin de crear nuevos espacios para este bebé.

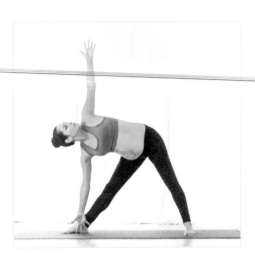

- Haz unas diez respiraciones bien largas con un lado y luego cambia al otro.

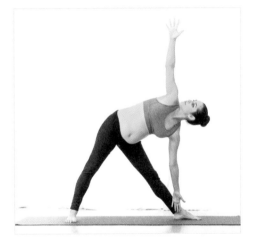

10. Saludo al Sol modificado

El Saludo al Sol es una serie muy conoci-
da de yoga, que en este caso adaptare-
mos al embarazo. Ya verás que tendrás
que encadenar posturas y respiración, y
eso puede resultar complicado las primeras veces. Si notas que al principio
no puedes, párate en cada postura las
primeras dos veces, haciéndola tuya, y
después repite la serie tres veces más, ya
encadenándolas. ¿Preparada?

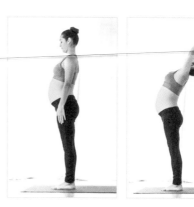

• Sigue de pie en postura de Tadasana, ¿la
recuerdas? Bien recta con los pies paralelos y alargando la columna.

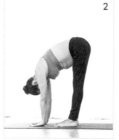
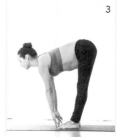

1. Al inhalar sube los brazos y mira hacia
   arriba abriendo el pecho.

2. Al exhalar baja hacia el tronco con las
   piernas estiradas, alargando la espalda y relajando la cabeza al llegar.

3. Al inhalar mira hacia delante como si
   te asomaras, apoyando las manos en
   las piernas y alejando los hombros
   de las orejas.

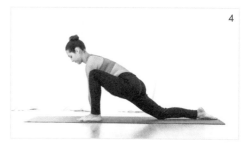

4. Al exhalar lleva la pierna derecha hacia atrás yendo a la postura de Corredor. Tu pie de delante está alineado
   con la rodilla. Inhala. (En el siguiente
   Saludo al Sol será la pierna izquierda
   la que vaya hacia atrás.)

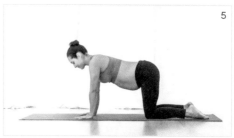

5. Al exhalar deja que la pierna izquierda vaya hacia atrás para quedarte sobre los cuatro puntos de apoyo e inhala.

6. Exhalando sube las caderas en Adho Mukha o Perro bocabajo. Haz aquí tres respiraciones largas.

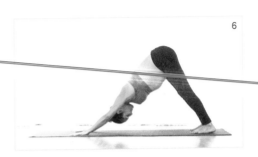

7. Al exhalar camina con las manos hacia los pies, para quedarte con el tronco colgando y las piernas estiradas.

8. Al inhalar estira los brazos y sube con las piernas un poco flexionadas y la espalda recta, y mirando hacia arriba.

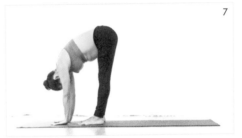

9. Al exhalar junta palmas de las manos en el centro del pecho.

- Repite toda la postura dejando que la pierna izquierda sea ahora la que se mueva hacia atrás.

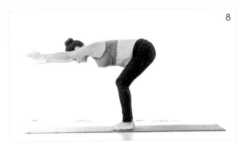

- Al acabar mantente unos segundos de pie, permitiendo que la respiración se vaya calmando.

- Verás que es intensa, pero vale la pena. Siente cómo te desentumece, hace que te muevas de forma completa, te despeja y te llena de vitalidad.

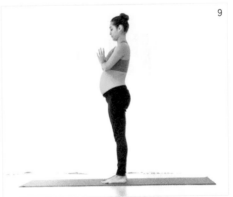

11. Matsyasana o Pez

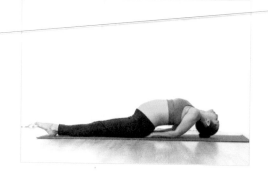

- Túmbate en el suelo. Date unos segundos de descanso, sintiendo la relajación de la espalda en el suelo. Lleva las manos debajo de las nalgas y abre el pecho hacia arriba; imagina que un hilo invisible te impulsa hacia arriba. Deja que la cabeza mire hacia atrás.

- Siente en esta postura cómo el pecho se abre descomprimiéndose, busca tener la sensación de hacer espacio para tu respiración. Si tienes molestias en la parte baja de la espalda al realizar esta postura, es mejor que no fuerces. Si ves que te sienta bien, mantente en ella tres o cuatro respiraciones bastante largas.

12. Abrazando rodillas

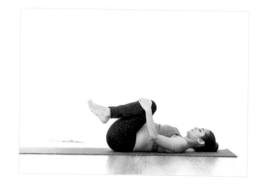

- Sigue tumbada en el suelo, abraza las rodillas con las manos y las piernas flexionadas y abiertas hacia las axilas. Busca que toda la espalda esté en contacto con el suelo y pueda relajarse, incluso las zonas que más te cuestan o en las que hay más tensión. La barriga bien relajada.

- Mantente respirando largo durante unos instantes.

13. Relajación de lado con un cojín

- Debido al tamaño creciente de la barriga, la relajación ya no la debes realizar bocarriba, sino tumbada sobre el lado izquierdo, y con un cojín entre las rodillas. Mantente descansado cinco minutos, dejando los pensamientos pasar y concentrada en ti y en el bebé.

- El motivo por el cual debes descansar sobre el lado izquierdo es que la vena cava pasa por el lado derecho del cuerpo, así que, tumbada sobre el lado derecho o bocarriba, podrías comprimirla. Esta vena se encarga, entre otras cosas, del abastecimiento de oxígeno a la placenta, por eso es preferible descansar sobre el costado izquierdo.

- Durante la noche, no sufras, duerme libremente de la forma más cómoda. Eres tan instintiva que, si el bebé empezara a recibir menos aporte de oxígeno, te sentirías incómoda incluso dormida y te moverías.

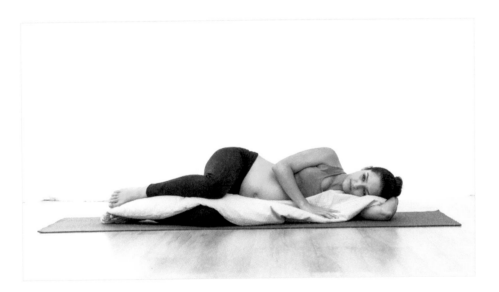

Meditaciones

1. Sitkari Pranayama

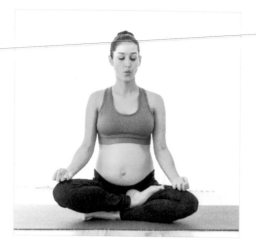

- Siéntate como siempre con las piernas cruzadas y la espalda bien recta. Coloca las manos encima de las rodillas. Pon la boca como si sorbieras por una pajita e inhala. Retén unos instantes el aire dentro y exhala lento por la nariz. Es una respiración muy refrescante que calma el sistema nervioso y tranquiliza los pensamientos.

- La primera vez pruébala tres minutos y con la práctica alárgala un poco más.

2. Respiración Anuloma Viloma o por las fosas nasales alternas

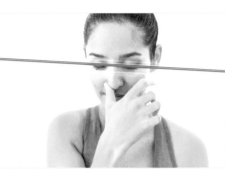

- Sentada con las piernas cruzadas, tápate con el pulgar la fosa nasal derecha. Exhala y vuelve a inhalar. Tápate con el cuarto dedo la fosa nasal izquierda; vuelve a exhalar y a inhalar. Y así repite alternando fosas nasales. Es una respiración que da equilibrio interior y mucha serenidad.

- Practícala primero durante siete minutos y luego, si te sientes cómoda, alárgala tanto como te apetezca.

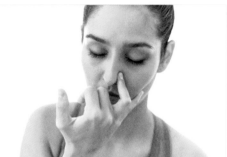

3. Govinda Govinda Hari Hari de Ajeet Kaur

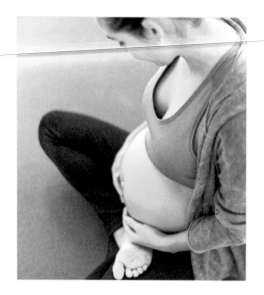

- Este mantra significa: «Celebro esta maravilla que está pasando dentro de mí». No des por hecho la maravilla que está realizando tu cuerpo. Cántala, celébrala y deja que al bebé le llegue tu sonido y lo acune.

- Con las piernas cruzadas y las manos en las rodillas o tocando al bebé, repite el mantra durante siete minutos.

4. Sare sasa sare sasa sare sasa sarang, hare harhar hare harhar harehar harhar harang de Nirijan Kaur

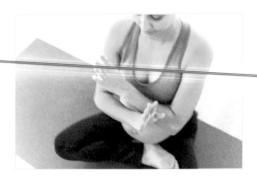

- Con el sonido «sa-re-sa-sa»: las manos suben desde las caderas hasta encima de la cabeza entrecruzándose, creando una flor de loto al llegar arriba.

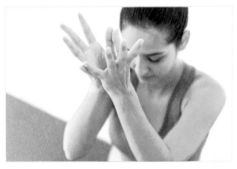

- Con el sonido «ha-re-har-har»: las manos bajan por delante tocándose por el reverso dirigiendo los dedos hacia abajo.

- El sonido «sa» se relaciona con lo sutil, con lo etéreo. El sonido «har» es el elemento tierra, lo denso. En el embarazo, lo etéreo y lo terrenal se encuentran mágicamente en la barriga de la mujer embarazada.

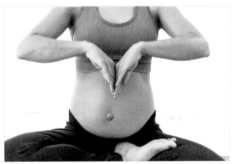

- Podemos celebrar con este mantra la llegada del alma del bebé.

- Repite el mantra durante siete minutos.

- Recuerda practicar un poco cada día para mantener el cuerpo bien activo, fuerte, despierto, abriéndote a todos los cambios que se producen en ti, a esta magia que contienes en tu interior. Aprovecha las meditaciones, que te darán paz y serenidad para ese proceso. Y así recibirás con energía y seguridad este tercer trimestre; estás ya en la recta final.

PEQUEÑO DIARIO PERSONAL:

TERCER TRIMESTRE

ERES AIRE PURO, LLENO DE FUERZA Y VIDA,
EN LA CIMA DE UNA MONTAÑA

Las que vas a vivir durante este período son semanas relacionadas con el elemento AIRE. Has llegado a la cima de la montaña y desde aquí sientes tu potencia, tu poder, tu capacidad: hay un bebé preparándose para venir al mundo y lo has hecho tú sola. Ha habido obstáculos, sí, has transitado por lugares bonitos, pero también por tus propias sombras hasta llegar a la semana 26 de embarazo. Y ahora te encuentras en la recta final del proceso.

Desde la cima percibes el viento en el pelo y en la piel, estás más viva que nunca, más poderosa, solos tú y el bebé. Tu entrega es completa, te sientes abierta a lo desconocido y llena de amor incondicional, la conexión con tu pequeño es muy profunda, y estás cada vez menos «aquí» y más en el «planeta bebé». *Se te olvidarán cosas, no entenderás algunas, te importarán bien poco otras; esto es porque estás dejando atrás lo que no es esencial, preparándote para su llegada.*

> Me sentía muy poderosa y enérgica. Madre de dragones, *power* total. Con una conexión enorme con la bebé y sintiendo mucho amor.
>
> CARLOTA

Las sensaciones físicas en estas últimas semanas también son intensas: la barriga está ya muy grande y podría ser que tuvieras algunas molestias, pero recuerda que tu cuerpo es perfecto para gestar, así que si te obedeces al cien por cien es muy probable que no sientas ningún dolor.

Y posiblemente todo eso se traduzca en descansar más, disfrutar por fin de la baja que te sientes culpable de coger, delegar en la pareja el cuidado del hijo mayor por las noches, tomarte tus momentos sagrados de práctica de yoga, de natación, de salir a pasear... Y lo cierto es que, si no te cuidas ahora, tu cuerpo te lo hará saber rapidito con ciática, dolor de costillas, presión en el pubis... y un sinfín de pequeñas molestias que hemos normalizado en esta parte del embarazo.

Recuerda que estás viviendo en un estado de salud, que tu cuerpo está hecho para gestar y es perfecto para este bebé. Pero, eso sí, cuídate. Y así podrás disfrutar de estas últimas semanas de embarazo.

> Por fin había dejado de trabajar y me podía cuidar e ir a mi ritmo. Iba a yoga tres veces por semana y me sentía superbién física y emocionalmente. Me veía guapísima con la barriga.
>
> MÍRIAM

También puedes sentirte más lenta, con una bajada de energía respecto al segundo trimestre en el que estabas a tope, como si te ralentizaras. Eso es porque te vas preparando para los tiempos lentos y silenciosos que te hacen parar y conectar con el bebé. Tu cuerpo está ahora completamente habitado.

Me noto mucho más pesada, todo me cuesta más, me falta el aire y duermo mucho peor. La verdad es que me sentía más cómoda en el segundo trimestre. Cuando me siento así, pienso en que falta poco para ver la carita de mi bebé y eso me anima.

ROCÍO

Si eres de las mujeres a las que les cuesta parar y no lo consigues, te sentirás muy incómoda, pues aunque quieres hacer, ir y venir, moverte como estás acostumbrada, el cuerpo te frenará. Tómatelo como un aprendizaje de cara al posparto, durante el cual el bebé y tu organismo te pedirán descanso.

También es habitual que te cueste dormir, que no sepas cómo colocarte y que te sientas muy incómoda. Pero cuanto más nerviosa te pongas, menos lograrás descansar; así que te invito a que, en esas noches de desvelo, te quedes en la cama, recojas al bebé con las manos y respires largo y profundo acunándolo. Así, mientras el mundo duerme, crearás un espacio de meditación en el que disfrutarás de vuestra intimidad. ¡Y eso sí, durante el día, haz una siesta para recuperarte!

Por otro lado, es normal experimentar durante estas últimas semanas mucha dualidad: muy poderosa y a la vez con miedo a lo desconocido, sobre todo con el parto tan cerca. Y todo el mundo opina, te cuenta, te dice. Y al mismo tiempo que sientes miedo, te mueres de ganas de verle la carita, y sueñas con cómo será.

Si es el segundo hijo, tu confianza dependerá mucho de cómo haya ido el primer parto. Si lo pudiste disfrutar, estarás deseosa de volver a parir y seguramente te inquiete más el posparto, que ya sabes cómo va. Por el contrario, si el primer par-

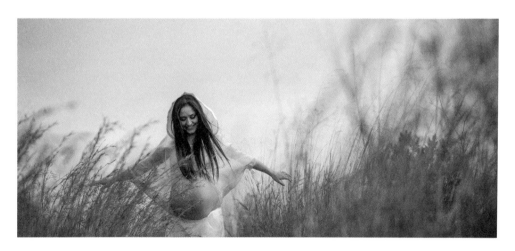

to no fue como esperabas, pondrás ahora toda la carne en el asador para tomar decisiones diferentes y que esta vez sea distinto, eso sí, te acompañarán los miedos a que no pueda ser, de nuevo, un parto como deseas. A menudo, cuando ha habido una cesárea previa, sientes en el segundo embarazo un deseo imperioso de parir, de que sea posible; y realmente ahora este bebé que gestas te ofrece esta oportunidad.

Los grandes deberes ahora son la elección de dónde dar a luz. La elección de dónde parir es sumamente importante. Como sabrás, hay hospitales más respetuosos que otros, es decir, en algunos centros se tiene más tendencia a «hacer cosas» para que el

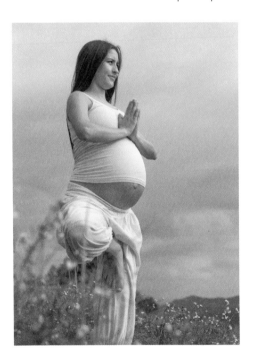

proceso se acorte y tienen tasas de cesáreas más elevadas que la media. Y existen hospitales en los que el personal médico está acostumbrado a que las mujeres paran de forma natural. También hay casas de parto, que sería lo más parecido a dar a luz en casa, pero con el respaldo de un hospital, y también existe la opción de tener al bebé en tu hogar con comadronas. La elección dependerá únicamente de ti, que eres la que deberá abrirse en canal en todos los sentidos en el momento más intenso de tu vida, así que busca un lugar de tu confianza, en el que sientas que estás segura y que se van a respetar tus necesidades.

En mi caso, he parido a mis hijos en casa porque es el lugar donde me encuentro más segura y en todas las ocasiones las comadronas que me han acompañado han demostrado un saber hacer admirable, tanto a nivel emocional como sanitario. Porque no me veo en otro espacio mejor que mi hogar para recibir a mis hijos y porque en casa no tengo ninguna sensación de peligro y sé que me voy a sentir respetada y acompañada. Con eso no quiero decir que tú tengas que parir en casa, ¡para nada! Solo digo que te sientas libre para elegir. Estás superintuitiva, déjate guiar por tu vocecita interior que te indica hacia dónde ir. Y si tú tienes clara la decisión, tu pareja te acompañará donde haga falta.

Es muy importante poner toda la intención y después soltar las expectativas. *La intención es saber aquello que quiero y tomar las acciones necesarias para que se cumpla. Quizá cambiar de hospital, informarte, ir a charlas.* Es moverte, entrar en acción, poner toda la carne en el asador. Una vez está todo en marcha, no te queda más remedio que desapegarte del resultado y abrirte a aceptar aquello que llegue.

Por ejemplo: «Quiero un parto natural y veo que en mi clínica no va a ser posible. Empiezo a informarme, a buscar alternativas, a prepararme. Y así decido dar a luz en una casa de partos, pongamos por caso. Llegado el momento, el bebé se encuentra mal posicionado y la cosa se está complicando, las comadronas me invitan a ir al hospital y ahí me practican una cesárea. El resultado se aleja bastante de lo que yo esperaba, pero al haber tomado las decisiones correctas para mí, siento profundamente que esa cesárea la necesitábamos y puedo estar en paz con ella, con el nacimiento de mi hijo».

Las expectativas serían los sueños, lo que deseas, visualizar el parto de tus sueños sin saber si tus profesionales de referencia podrán ayudarte a hacerlo posible. Y las expectativas acarrean mucha frustración, ya que estamos apegadas al resultado.

Tomando el ejemplo anterior: «Yo quería un parto natural y, aunque no tengo claro que en la clínica donde me llevan será posible, decido por comodidad y por una cuestión económica quedarme allí. Las cosas se complican y acabamos en una cesárea [igual que en el ejemplo anterior], pero mi sensación no será la misma. En el fondo sentiré que me han hecho una cesárea por no haber tomado las riendas o las decisiones correctas, y eso me va a costar mucho poder asumirlo y es posible que lo guarde como una herida».

Con esto quiero decirte que tomes todas las decisiones, que luches por lo que sientes y que luego te desapegues del resultado, confiando y aceptando lo que pase. Escucha la vocecita que hay dentro de ti.

Ay... las emociones están a flor de piel en lo que llaman la dulce espera, ¿verdad? Hay una preparación en todos los sentidos para reconoceros el bebé y tú aquí fuera, tanto a nivel logístico, como a nivel emocional y físico. Poco a poco haciéndole espacio a ese nuevo miembro de la familia, en tu propio cuerpo, en tu día a día, en tu relación de pareja, en tu casa... Por eso no es de extrañar que nos volvamos locas con el llamado «síndrome del nido», esa obsesión por tenerlo todo preparado, repasar su ropita una y otra vez, plancharla, aunque haga años que no te planches ni una camisa, o la necesidad de tener la casa limpia y ordenada. ¡Muchas parejas incluso cambian de piso o se ponen a hacer reformas!

> Para mí fue un golpe de realidad enorme cuando a la semana 38 pusimos la sillita en el coche. Por primera vez visualicé al bebé aquí fuera. En nada ocuparía ese espacio. ¡Qué ilusión y qué nervios!
>
> LEILA

Desde la semana 26 hasta el parto, el bebé crece a pasos agigantados, pues, al estar totalmente formado, ya solo le queda ganar peso. Empieza a abrir los ojos y a distinguir las luces, se forman las uñas y comienza a practicar con la respiración, preparándose para la vida fuera. ¿Notas cuando tiene hipo?

> En el tercer trimestre estuve de subidón, me encontraba superbién, notaba todo el rato los movimientos de mi niño, que sin duda me parece lo mejor del embarazo, y estaba muy feliz. La sensación de espera de las últimas semanas fue genial, porque sabías que sí o sí todo estaba a punto de cambiar y por fin le veríamos la carita.
>
> CLARA

A partir de la semana 35, la postura del bebé dentro de la barriga ya será importante. Aunque puede moverse hasta el mismo día del parto, en España, que esté en cefálica, es decir, de cabeza, cuenta y mucho. Eso se debe a que pocos profesionales saben atender partos vaginales de nalgas, pero sí hacer cesáreas de nalgas, por lo que, si tu bebé se encuentra sentado, en la mayoría de los casos te ofrecerán una cesárea.

Aunque esto está cambiando y somos cada vez más las mujeres que pedimos a los profesionales que nos atiendan partos de nalgas vaginales cuando la postura del bebé es segura, o sea, presenta las nalgas y no los pies, y la cabeza está en deflexión, mirando hacia abajo. La mujer en esta situación vivirá mucho estrés y presión para que el bebé se gire, pensando que está mal

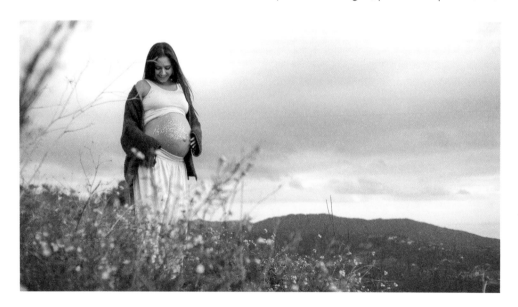

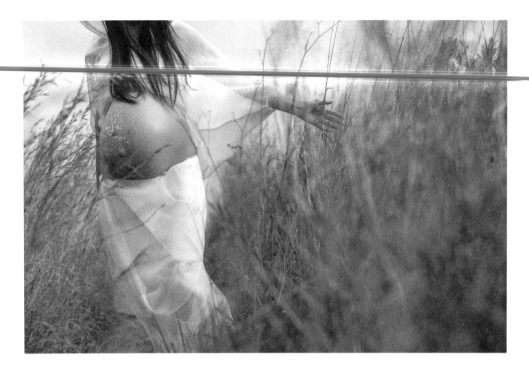

colocado, lo que es totalmente falso. Aunque no es una postura común —solo el 3 por ciento de los bebés se colocan así—, no es una patología. Simplemente, lo que falla es que hay pocos profesionales preparados para una situación de este tipo.

Ojalá que de aquí a unos años, si alguien sujeta este libro entre las manos, lo que acaba de leer esté totalmente desfasado, eso significará que será posible experimentar, sin ningún problema, un parto vaginal natural de nalgas. Porque las mujeres tenemos derecho a elegir cómo parir aceptando la posición de nuestros hijos y los bebés tienen derecho a nacimientos llenos de gozo, con las nalgas por delante si quieren.

¿Y qué hacer si tu pequeño está de nalgas? Si es antes de la semana 35, no te preocupes, pues la mayoría de los bebés se encuentran más cómodos con la cabeza hacia abajo, así que, tranquila, lo normal es que tarde o temprano se gire. Y si no es tu primer embarazo, tu útero está más distendido y el bebé tiene aún más posibilidades de girarse. Sin embargo, si a la semana 35 no se ha girado, puedes practicar las siguientes posturas un ratito cada día: caminar de cuatro patas, hacer Gato-vaca, Perro bocabajo o la Vela modificada (las tienes todas en el libro). Es mejor que no realices la postura de cuclillas, ya que presionas más hacia abajo al bebé, encajándolo. Tírate a la piscina de cabeza, haz volteretas en el agua y baila mucho, a ver si el movimiento le anima, y puedes ir también a un osteópata especializado en embarazadas para que te ayude. La acupuntura, por su parte, acostumbra a ir muy bien y el mismo acupuntor puede enseñarte técnicas de moxa (que podrás hacer en casa), con la que se aplica calor en los puntos reflejos animando al bebé a darse la vuelta.

Si ha llegado la semana 37 y el pequeño no se ha girado, te invitarán a hacer la versión cefálica externa: con el bebé monitorizado, te suministran un relajante uterino e intentan girar al bebé manualmente. Funciona en un 50 por ciento de los casos, pero el peligro de esta maniobra es que rompas la bolsa de las aguas y que el bebé nazca por cesárea de emergencia. Lo tendrás que valorar, ya que, si no se gira, te expones igualmente a una cesárea.

La importancia en España de saber cómo está colocado el bebé es uno de los motivos por los que se pide la última ecografía, para comprobar su postura y peso aproximado. Cuidado con esto último porque nos puede llevar a confusión: los ecógrafos no son básculas, sino que miden al bebé y hacen un pronóstico del peso, pero es estimado. He escuchado a muchas mujeres decir que no podrán parir a bebés tan grandes, o preocupadas por un peso bajo. Lo primero que debes saber es que estas mediciones están sujetas a un gran margen de error, pues nadie sabe cuánto pesa exactamente el pequeño hasta que nace; y

lo segundo: ¿cómo no vas a poder parir el bebé que has creado en tu interior? El tamaño del bebé es perfecto para tu cuerpo, así que adelante. Déjate acompañar por profesionales que crean en tu poder.

¿Y CUANDO ES EL SEGUNDO?

Al sentir que el bebé ya está llegando, se te van a volver a despertar de nuevo muchas dudas sobre si podrás cuidar a dos hijos, y quizá pienses que no es posible, que no serás capaz.

> Los miedos en mi segundo embarazo eran otros. Sabía que el parto y la lactancia no representaban un problema, pero ¿podría ocuparme de los dos a la vez? ¿Querría a la bebé como quería al mayor? Un montón de dudas por mi cabeza y la soledad al haber cambiado de país durante el embarazo provocaron que todo se me hiciera cuesta arriba.
>
> FERNANDA

Es muy normal, sobre todo al inicio de este trimestre, no tener tanta paciencia con el mayor, pues, en el «modo bebé» en el que hemos dicho que te vas sumergiendo, la actividad de un niño de dos, tres o cuatro años será difícil de llevar: sus virus, su intensidad en los enfados, su volumen alto al jugar, su necesidad de movimiento... Es posible que no lo lleves bien, así que resulta de gran importancia que no le eches mucha cuenta, se trata de un estado hormonal momentáneo, que pasará. No es que tu hijo la líe demasiado, sino que son tus hormonas, que te llevan a la necesidad de tranquilidad, a veces incompatible con un hijo de estas edades. Hacia la semana 37 tendrás más paciencia y estarás emanando amor por todos los poros hacia los que te rodean.

Te aconsejo que hables mucho con tu hijo o hijos mayores y que, aunque te parezca una tontería, les expliques con detalles cómo será la llegada del bebé. Donde dormirá, cómo saldréis a la calle y, sobre todo, que le recuerdes que lo amas profundamente. Este cuento, que encontré en alguna parte hace años, ha ido muy bien en nuestra casa con la llegada de hermanos y da mucha tranquilidad a los niños.

EL CUENTO DE LOS HILITOS PARA LOS HERMANOS MAYORES:

Los corazones están felices cuando aman mucho. Cada vez que amas a alguien, sale un hilo invisible de tu corazón al corazón de la persona que amas y el corazón se pone contento cuantos más hilitos tiene.

Este hilo está siempre, pase lo que pase, es infinito, puede recorrer kilómetros y no depende de si estás triste, enfadado o alegre. Una vez este hilo está ahí, ya es para siempre.

Yo tengo un hilito que va de mi corazón al corazón de papá, al de la abuela, al tuyo: ¿lo sientes?

¿Qué hilitos tienes tú? [Y le das espacio al niño para poder nombrar a aquellas personas a las que quiere.]

Ahora a mamá le está saliendo un nuevo hilo de amor, que va hacia el bebé de la barriga. Así que mi corazón se pone contento con este hilo nuevo; pero el nuestro, hijo, sigue ahí para siempre, intocable, infinito, sin importar cuántos hermanos tengas. Nunca dudes de nuestra conexión, y si un día viene la duda, cierra los ojos y vuelve a este hilo de mamá, que es para siempre.

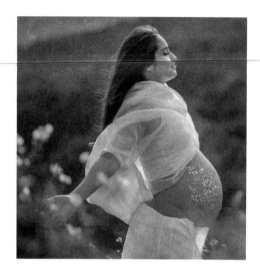

Después del primer hijo es habitual pensar que, con el segundo, daremos a luz antes de nuestra fecha probable de parto. Esto se debe a que las contracciones de Braxton Hicks son más numerosas e incluso, durante varias noches, podemos notar contracciones algo más intensas. El cuerpo está preparándose, sí, pero nada nos debe hace pensar de entrada que ese bebé se adelantará a su hermano mayor. Así que no te impacientes (aunque sé que es difícil), sea el segundo o el primero, y piensa que lo normal es que des a luz entre las semanas 40 y 41, y que hasta las 42 semanas se considera una gestación normal. En España, en la semana 41 ya nos pesa mucho la sombra de la inducción al parto, o incluso antes, y muchos profesionales que nos acompañan nos invitan a ello, pero recuerda que la información es poder, que es tu decisión, y que el bebé debería nacer cuando estuviese preparado. Lo que sí que deberían ofrecerte son controles para estar seguros de que el pequeño se encuentra lleno de salud.

Mi tercer trimestre después de tres abortos y un embarazo ectópico fue cantar victoria. Pero, aun así, el final se hizo durísimo. Tuve muchos días la sombra de la inducción y eso me agobió mucho. Acupuntura, osteopatía, hojas de frambuesa, chocolate, sexo. Y finalmente mi bebé nació cuando quiso, a las 41 semanas y 6 días.

PAULA

Has estado repitiendo una fecha de parto durante nueve meses y se hace raro y pesado sobrepasarla. Además, las hormonas de las últimas semanas de gestación te invitan a tener ganas de que el bebé nazca, a sentir que el embarazo ya ha acabado. Es posible que no solo notes la presión médica, sino también del entorno y que eso no ayude a que disfrutes de la recta final.

Mi hijo mediano nació tocando la semana 42, en pleno mes de julio. Recuerdo que, además de ver cómo iban pasando los días sin que se decidiera a salir, todo el mundo me preguntaba: «¿Y aún no?». La gente solo quiere cuidarte y saber, pero con las hormonas tan sensibles, puede ser que tengas ganas de sacarles los ojos. Una opción es, si ves que este tema puede agobiarte, no decir desde el principio la fecha de parto, sino un aproximado con días de más. Por ejemplo, si tu fecha es el 1 de julio, puedes decir a mediados de julio, y así la gente no te enviará mensajes hasta el 15, e igual, ya habrás parido.

> A partir de la semana 36 me iba a dormir cada noche pensando que iba a dar a luz ese mismo día, pero por la mañana me despertaba viendo que todo seguía igual y que había dormido toda la noche. Fue bastante infernal porque no parí hasta la semana 41 y 2 días.
>
> TAMARA

El bebé nacerá cuando esté listo, y mientras siga todo bien, podemos dejar que decida. Te aconsejo que te entregues a estos últimos días que os llevarán al parto, a la mayor fiesta de bienvenida. Es importante que, cuando sientas que el momento se acerca, le des permiso al bebé para nacer, que te puedas despedir de esa barriga que lo ha acunado durante nueve meses y le hagas saber que ya estás lista. Una buena idea es que te des un largo baño o subir a la cima de una montaña, algo que te inspire y que, a modo de ritual, te abra a lo desconocido, a encontraros al otro lado de la piel.

PALABRAS CLAVE

ELIGE: Busca información, ve a charlas, a clases de yoga prenatal... La información es poder. Modifica el lugar para dar a luz si ves que no se va a respetar lo que tú pides. Cambia de profesionales si percibes que no confían en ti y en tu capacidad.

EMPODÉRATE: Solo tú tienes esa conexión única con el bebé. Dentro de ti se encuentra todo el poder, en serio, no necesitas nada más. Siéntete una *diosa*.

EQUILIBRA ACCIÓN Y DESCANSO: Ya has observado que no te sienta bien ir todo el día arriba y abajo, pasar una larga tarde de compras o fliparte con una mudanza. Tampoco estar todo el día tirada en el sofá. Busca el equilibrio. Que tengas más hijos no es excusa para dejar de cuidarte.

YOGA

El yoga en este último trimestre será suave: trabajaremos mucho el hacer espacio para ese bebé que ya es muy grande, intentando suavizar con las posturas las posibles molestias más frecuentes, y cuidaremos de la pelvis, que está haciendo el trabajo de su vida.

Intenta tomarte cada día un rato para disfrutar los dos juntos practicando yoga. Y ya sabes, antes de empezar siéntate con las piernas cruzadas, o si prefieres, encima de una pelota, y haz unas cuantas respiraciones, dejando que ese ratito sea un paréntesis para cuidarte y cuidarle.

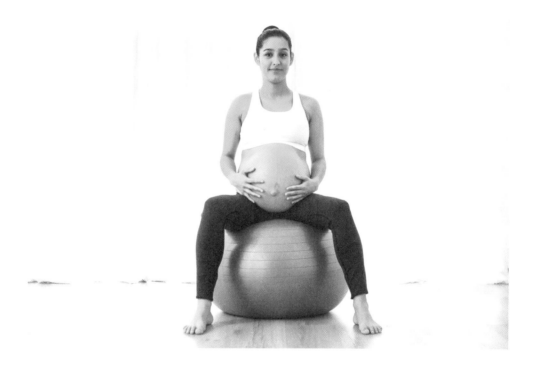

Posturas o asanas

1. Estiramiento del gemelo en cuadrupedia

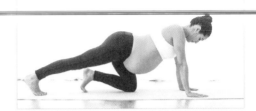

- Ponte sobre los cuatro puntos de apoyo y haz, si te apetece, Gato-vaca curvando la espalda arriba y abajo para calentarla. Después de un par de minutos, estira una pierna atrás, con los dedos del pie en el suelo, presionando con el talón. Sentirás todo el estiramiento del gemelo.

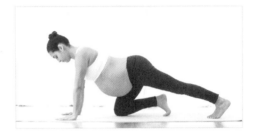

- Haz cinco respiraciones profundas y cambia de pierna. Esta postura ayuda a la circulación y puede mejorar las rampas.

2. Percha

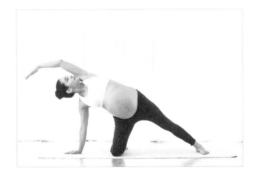

- Sigue con los cuatro puntos de apoyo, pero alarga la pierna izquierda y pon la mano derecha de lado, de modo que dibujes en el suelo una línea entre el pie, la rodilla y la mano. Alarga el brazo izquierdo y abre bien el pecho.

- Haz cinco respiraciones bien largas y cambia de lado.

3. Salamba Kapotansana o Paloma

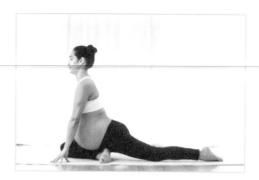

- Adelanta una pierna doblada entre las manos, colocando el empeine del pie; la otra pierna queda atrás estirada, y las manos bien abiertas a los lados de la rodilla de delante.

- Abre bien el pecho haciendo cinco respiraciones bien largas, dejando que las caderas se abran hacia el suelo.

- En esta postura no debes notar molestias en las lumbares.

  - VARIANTE 1: Coge ahora el pie de detrás con la misma mano y empújalo hacia las nalgas. Respira largo y profundo cinco veces.

  - VARIANTE 2: Suelta el pie e inclínate hacia el suelo con la frente. Si la barriga ya es muy grande y no llegas bien, coloca las manos en forma de puño en el suelo, una encima de la otra, y apoya la frente en ellas.

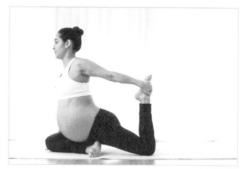

Variante 1

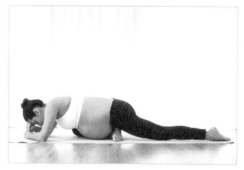

Variante 2

4. Saludo a la Luna

- Durante este trimestre trabajaremos esta serie. Es suave pero a la vez dinámica y aporta un trabajo de apertura pélvica con el fin de prepararnos para el parto.

- De pie en Tadasana, alarga la columna desde la coronilla, recolócate y para unos instantes, respirando.

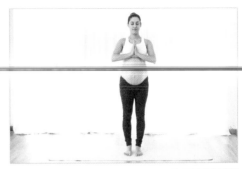

1. Al inhalar entrelaza los dedos de tus manos y alarga los brazos hacia arriba con las palmas hacia arriba.

2. Al exhalar, los brazos van a la derecha y la cadera a la izquierda, abriendo todo el costado. Al inhalar vuelve al centro.

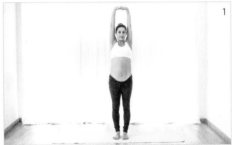

3. Al exhalar, cambia de lado, dejando que los brazos vayan a la izquierda y la cadera a la derecha. Al inhalar, vuelve al centro de nuevo.

4. Al exhalar, ve a la postura de la Diosa. Abriendo las piernas, los pies mirando hacia fuera, codos doblados, y palmas de las manos hacia delante. Mantente en esta postura de fuerza cinco respiraciones. Inhala.

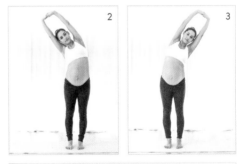

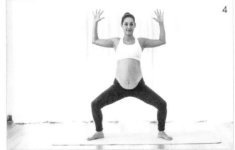

5. Al exhalar, ve a la postura de Trikona-sana; estira las piernas, dirige los pies hacia la derecha, estira los brazos, y baja el brazo derecho y sube el izquierdo. Inhala.

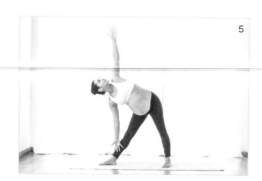

6. Al exhalar, desciende a la postura de Corredor. Te quedará la pierna izquierda atrás, con la rodilla apoyada en el suelo; deja las dos manos en el lado izquierdo del pie. Inhala.

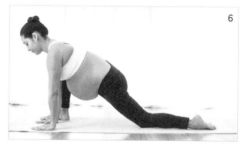

7. Al exhalar, ve a la postura de media Rana; sobre la punta del pie derecho, con el talón levantado y la pierna izquierda bien estirada, los dedos del pie apuntan hacia ti. Inhala.

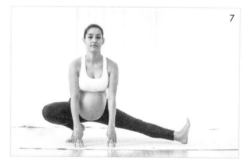

8. Al exhalar quédate en Malasana o cuclillas, intentando que todo el pie se apoye en el suelo y las palmas de las manos juntas en el pecho. Inhala.

• ¡Ojo! Si tu bebé está de nalgas, tienes placenta previa, te han salido varices en la vulva o hemorroides, mejor evita esta postura, que genera mucha compresión es esa zona.

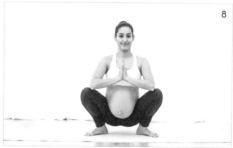

9. Al exhalar, ve a la postura de media Rana; sobre la punta del pie izquierdo, con el talón levantado y la pierna derecha bien estirada, los dedos del pie apuntan hacia ti. Inhala.

10. Al exhalar vuelve a la postura de Corredor, pero esta vez repite todo hacia el otro lado, creando un círculo con el movimiento. Así que la de delante será ahora la pierna izquierda, y la derecha estará atrás estirada. Inhala.

11. Al exhalar, vuelve a Trikonasana, esta vez sobre el lado izquierdo. Inhala.

12. Al exhalar, regresa a la postura de la Diosa. Haz cinco respiraciones profundas. Inhala.

13. Al exhalar, cierra pies a lo ancho de las caderas y entrelaza los dedos de las manos. Inhalando alarga los brazos hacia arriba, abriendo el pecho.

14. Exhala, junta las palmas de las manos en el centro del pecho. Quédate ahí observando los cambios en tu cuerpo, con los ojos cerrados, durante unos instantes.

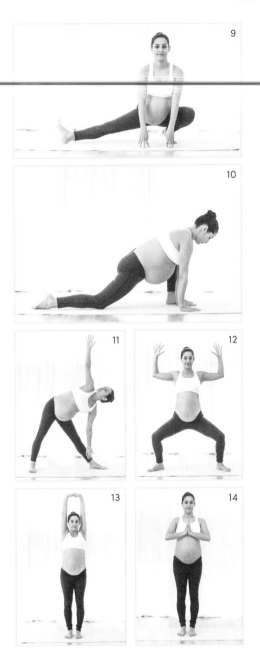

5. Sucirandhrasana o Cabeza de aguja

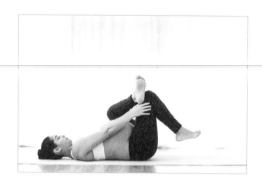

- Ahora tumbada en el suelo, deja que el pie se apoye en la rodilla contraria. Cógete la rodilla con las manos y tira la rodilla hacia el pecho. Haz cinco respiraciones profundas y cambia de pierna.

- Recuerda que la barriga está relajada, y que los hombros y el cuello se aflojan hacia el suelo. Esta postura va muy bien para las mujeres que tienen molestias en la ciática.

6. Cabeza de aguja con torsión

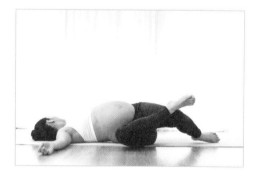

- Partiendo de la postura anterior, deja que el pie haga pesar la rodilla hacia el suelo. Siente la torsión en la cadera.

7. Sarvangasana o Vela modificada

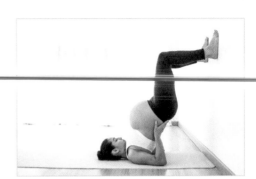

- Tumbada en el suelo, apoya las piernas en la pared, con las caderas bien cerca. Con las plantas de los pies apoyadas en la pared y las rodillas dobladas, sube la cadera y coloca las manos sujetándola por detrás. Mantente un par de respiraciones bien largas y baja de nuevo. Si ves que te está sentando bien y no notas ahogo, puedes mantenerte unos segundos más.

- Es una postura que va muy bien para todas las molestias asociadas al peso del bebé en la pelvis. Es decir, mejora la circulación, las varices y las hemorroides, la pubalgia, la ciática, la hinchazón de tobillos e invita a girar a los bebés que están colocados de nalgas.

8. Baddha Konasana o Mariposa en la pared

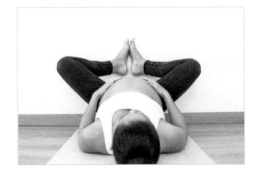

- Con las piernas apoyadas en la pared, dóblalas y junta las plantas de los pies en la postura de la mariposa. Presiona con las manos las rodillas contra la pared.

- El uso de la *fitball* o balón de pilates te puede ir muy bien durante todo el embarazo, especialmente en este tercer trimestre. Así que, como salen bien de precio y son fáciles de encontrar, yo me haría con una. Ya verás que los movimientos con su ayuda son menos complicados y te sientan de maravilla. También te recomiendo el balón para sustituir la silla si pasas horas sentada en el ordenador.

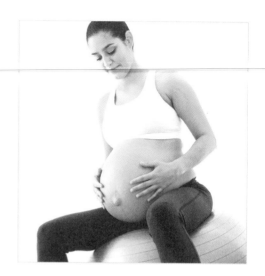

- ¿Qué puedes hacer con la pelota?

  - Podría ser el broche final a la sesión que hemos realizado anteriormente, o puedes usarla como tus minutos de yoga de hoy.

  - Es importante para que te sientas segura que las piernas puedan estar en un ángulo de 90 ° al sentarte encima.

- Venga, ¡allá vamos!:

  1. Círculos: Deja que las caderas rueden en círculos, sintiendo el masaje en la pelvis y en toda la zona del suelo pélvico. Haz diez círculos hacia un lado y diez hacia el otro.

  2. Flexiones de columna apertura brazos: Mueve la pelvis hacia delante y hacia atrás, abriendo y cerrando los brazos, expandiendo el pecho.

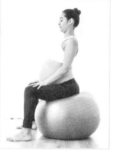
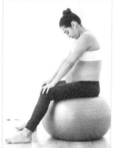

Círculos 1   Círculos 2

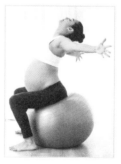
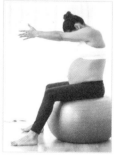

Flexiones 1   Flexiones 2

3. **Apertura costal:** Abre las piernas, dobla la pierna derecha y estira la izquierda. Apoya el antebrazo derecho en la pierna y abre el brazo izquierdo, dejando que la mirada vaya hacia arriba. Haz tres respiraciones bien largas y a continuación, sin mover las piernas, cambia los brazos: ahora es el derecho el que sube hacia arriba, y el izquierdo baja. Vuelve a hacer tres respiraciones. Después cambia las piernas y repite todo hacia el otro lado.

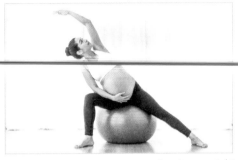

Apertura costal 1

4. **Apertura diafragmática:** Deja ahora que la espalda se relaje por completo encima de la pelota, sintiendo esta postura de expansión. Puedes llevar las manos a la barriga o extender los brazos hacia atrás. ¡Ojo! Las lumbares no pueden dolerte en esta postura. Respira largo aquí el tiempo que te apetezca, y, para salir de la postura, deja que la cadera vaya resbalando hacia el suelo hasta sentarte.

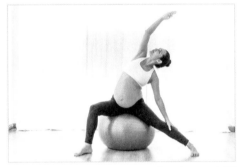

Apertura costal 2

5. **Cuatro patas apoyo pelota antebrazos:** Sobre los cuatro puntos de apoyo, coloca los antebrazos en la pelota y reposa la cabeza en ellos, balancéate si te apetece y descansa en esta postura tan cómoda.

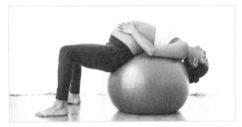

Apertura diafragmática

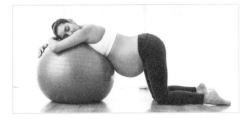

Cuatro patas apoyo pelota

Relajación

- Después de las posturas puedes hacer la relajación como en el trimestre anterior, tumbada sobre el lado izquierdo, o si no sientes mareo, puedes aprovechar la pared y descansar unos minutos con las piernas arriba.

- Este es el momento para entrenar el equilibrio entre acción y descanso. Después del movimiento, llega la calma. Igual que después de la contracción, viene el espacio de descanso.

- Disfruta de cinco minutos de silencio y de no hacer nada (aunque eso te cueste).

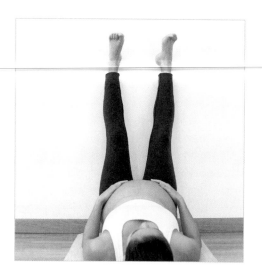

Meditaciones

1. Meditación para desterrar el miedo de Gurmukh Kaur

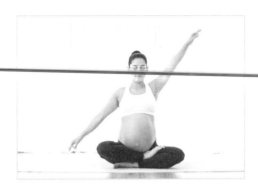

- Siéntate con las piernas cruzadas y alarga los brazos a los lados. Tus dedos en Gyan Mudra, es decir, pulgar e índice se tocan. Mientras un brazo sube, el otro, baja. Te recomiendo que de fondo escuches el mantra «Ajai Alai» de Mirabai Ceiba.

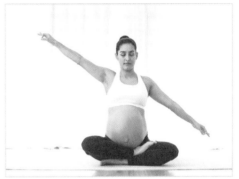

- Mantente con este movimiento durante siete minutos.

- Te advierto que es todo un reto no bajar los brazos. Esta es una meditación dura, que entrena tu mente para el parto, para notar que no puedes más y aun así sigues, sintiéndote fuerte y poderosa. Habrá un momento mientras lleves a cabo la meditación en que pensarás que es una tontería, que no puedes más, que no vale la pena. Si en ese momento sigues, verás cómo tu mente hace un clic. Deja que ese clic te ayude de cara al parto integrando que, aunque tu mente piense que no puedes hacerlo, el cuerpo continúa.

2. Ra ma da sa sa se so hung de Snatam Kaur:

- Textualmente el significado del mantra es: sol (Ra), luna (Ma), tierra (Da), infinito (Sa), el todo (Sa Se), mi identidad es la vibración infinita (So Hung).

- Es el mantra de sanación por excelencia. Cántalo durante siete minutos sintiendo cómo, en este proceso que estás viviendo, vas superando tus propios miedos y limitaciones. Percibe cómo te das permiso a abrirte sin temor a lo desconocido, renaciendo con tu bebé.

- Si estar sentada en el suelo te resulta ya duro e incómodo, puedes hacer las meditaciones que te propongo encima de la pelota, buscando el máximo de comodidad en tu ratito de meditación.

3. Ek ong kar sat gur prasad de Snatam Kaur

- Mantra de reverencia ante la perfección de la vida: la vida es un regalo. Ábrete a aquello que te traiga, suelta las expectativas y confía. Cántalo durante siete minutos.

4. Om

- Canta «Om» durante cuatro minutos, inhalando cómodamente y exhalando con el sonido e intentando alargarlo.

- «Om» es el sonido del universo, es la vibración del infinito, la vibración del mundo. Pruébalo y sumérgete en estas olas tan relajantes.

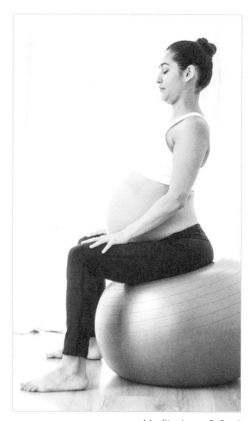

Meditaciones 2, 3 y 4

5. «Al otro lado de la piel» de Tanit Navarro

- Una canción preciosa, que seguramente resonará en ti en estas semanas. Escúchala meditando, cántala, báilala. Son los últimos días de un viaje increíble. El futuro ahora os espera con muchas sorpresas por vivir. En cualquier momento, os conoceréis al otro lado de la piel y eso, querida, es magia pura.

En las últimas semanas me sentía ya preparada para dejar atrás la etapa del embarazo y poder conocernos al otro lado. Le escribí una carta a mi hijo Pau despidiéndome del embarazo, dándole las gracias por estos nueve meses y diciéndole que le esperaba. Cuando él quisiera, podía nacer.

MONTSE

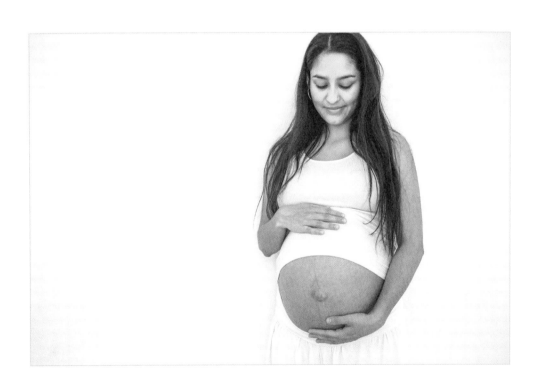

CARTA A VALENTINA

Minha filha,

Hoje é um sábado, lindo, cheio de sol nessa cidade que amo tanto e que vou fazer você amar também. Nao paro de pensar na sua carinha, no seu corpinho. Como te esperamos!

Meus olhos se enchem de lagrimas de pensar que dentro de mim e ja fora com todos nós está o maior amor da mina vida.

Valentina, pode vir, te prometemos cuidar, amar e rir muito com você!

Mamae, 03/05/2014

Danielle

Hija mía:

Hoy es un hermoso y soleado sábado en esta ciudad que tanto amo y que también tú amarás. No puedo parar de pensar en tu cara y tu cuerpecito. ¡Cómo te esperamos!

Mis ojos se llenan de lágrimas al pensar que dentro de mí y en muy breve fuera, con todos nosotros, está el amor más grande de mi vida.

Valentina, puedes venir, prometemos cuidarte, amarte y reír mucho contigo.

Mamá, 03/05/2014

Danielle

PEQUEÑO DIARIO PERSONAL:

EL PARTO

EL CAMINO DE FUEGO HACIA LA NUEVA VIDA

Hay muchísima información sobre el parto: libros, blogs, formaciones, preparaciones al parto... Pero lo más increíble es que, por mucho que te sepas la teoría, vas a parir con el cuerpo, llenándolo de amor, de entrega, de fuerza, de FUEGO, abriéndote en llamas a una nueva vida, la tuya y la suya.

Atrévete a arder, a ser gata, loba, vaca... Atrévete a sentir que no puedes más y, aun así, seguir y seguir. Atrévete a gritar «no puedo más» sin detenerte, y a ver qué pasa. Te prometo que no te vas a arrepentir. Gime hasta quedarte afónica, de dolor y de placer. Deja que el fuego te envuelva y te lleve a encontrarte con tus «no puedo» y a traspasarlos, porque mientras tu mente dice «no puedo», tu cuerpo seguirá en ese baile de llamas, y el pequeño seguirá sabiendo cómo nacer. Si no haces nada, si solo te entregas, el cuerpo va, se mueve, gime y grita, hasta que asoma la cabeza de tu hermoso bebé.

Y ya nunca más serás la misma. No solo porque *el parto te convierte en madre, que eso ya de por sí es brutal y a menudo vertiginoso, sino porque la experiencia va a cambiarte profundamente.* La intensidad del parto hace que este resulte la experiencia más potente y profunda de tu vida, sea como sea, un parto natural gozoso a la luz de las velas o una cesárea inesperada.

Hace unos meses, una alumna embarazada de su primer hijo, cuando me escuchó decir esto, me contestó que ella, que aún no había pasado por un parto, pensaba que hay muchas experiencias en la vida que te cambian y que dar a luz, o ser madre, debía de ser una más de ellas. Pero no, una

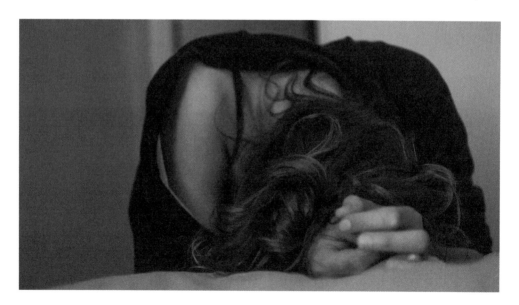

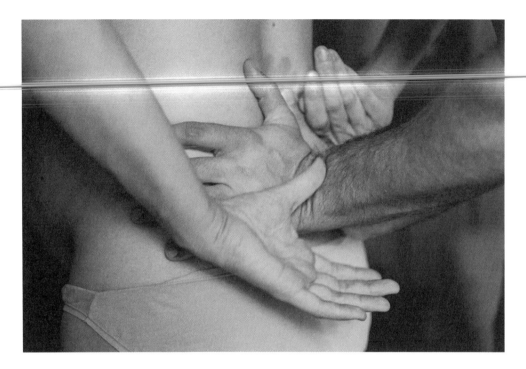

vez pasó por la experiencia, vio que no, que es la más salvaje y extraordinaria. ¿Y sabes lo que la hace distinta? Que la sientes en tu cuerpo, no en tu mente, y que es una experiencia de vida. No es un cólico nefrítico, es vida en su mayor esplendor, en estado puro. Las hormonas que se producen durante el parto son vitalidad total: las endorfinas y la oxitocina, de las que ya hemos hablado, acompañan todo ese proceso. De hecho, las contracciones son grandes olas de oxitocina, la hormona del placer.

Tu cuerpo pone todo a su favor para que la experiencia sea maravillosa; nunca estarás tan drogada de placer como en el parto. Así que aprovecha. No es necesario taparlo con anestesia (de verdad, no tienes por qué necesitarla), que te atonta y no te permite sentir la totalidad de esos momentos, que no se van a volver a repetir ya que, aunque vayas a tener más hijos, esta será la única vez que des a luz a este bebé.

Sí, sí, ya sé que nos han dicho que el parto duele, y es verdad que es intensísimo, de acuerdo. Pero en el parto no hay hormonas del dolor, hay hormonas del placer. Estás diseñada para parir y tu bebé sabe cómo nacer, así que no necesitas a nada ni a nadie, aunque las comadronas, por supuesto, estarán a tu lado encargándose de acompañarte en ese proceso tan hermoso y simple. Ojalá nos pudiéramos convertir en leonas, sin pensar, sin analizar, solo parir.

Es normal que haya miedos y dudas, ya que no sabemos lo que nos depara ese momento. Puedes, por ejemplo, preparar durante un montón de meses tu boda, supervisar hasta el último detalle, tenerlo todo controladísimo para que sea uno de los mejores días de tu vida, y lo acabará siendo, porque tienes el control de (casi) todo. Sin embargo, en el parto, en esa superfiesta que hace que puedas abrazar a tu bebé aquí fuera, no podrás controlar absolutamente nada.

¿Prepararte? Igual un poco sí que puedes prepararte, pero que no te engañen: no podrás hacerlo demasiado. ¿Y sabes por qué? *Porque todo lo que necesitas para parir ya está dentro de ti.* Tienes todas esas hormonas del placer y de la felicidad, tienes todo tu cuerpo, que sabrá hacerlo igual que cualquier otra mamífera y, sobre todo, tienes todo el amor que sientes hacia ese hijo, acompañándolo en el momento más crucial de su vida, su propio nacimiento. Es mucho más importante nacer que parir, así que solo te queda dar la mano a tu pequeño en el último tramo del camino hacia esa nueva vida al otro lado de la piel. Con todo tu amor, toda tu entrega y toda la confianza en ti y en él.

¿Quieres asistir a preparaciones al parto y hacerte masajes perineales? ¡Adelante! Si te da más confianza dedicarle unos minutos al día, relajarlo y aumentar la conciencia que tienes de él, ¡estupendo! Pero tu periné es absolutamente perfecto para dar a luz, no hay nada que preparar en él. Todo está a punto. Y debes saber que ir sin ropa interior y tener relaciones sexuales con penetración son la mejor manera de preparar tu periné, aunque suene a poco convencional es así.

Y si en algún momento algo se tuerce, y tu bebé o tú necesitáis ayuda, ábrete con amor incondicional a lo que venga, aunque no sea lo que tenías planeado o lo que dibujaba tu imaginación. ¿Y si yo imaginaba un parto natural y al final necesito epidural? ¿Y si tengo pánico a los fórceps y al final sacan a mi hijo de esa forma? Pues después de llorar tu frustración y abrazar a tu pareja, lánzate a la decisión, con serenidad y confianza.

Doy por hecho que hiciste los deberes del capítulo anterior y que has escogido un lugar que te dé plena confianza para parir; así podrás asumir cualquier cosa que pase, sin que se te quede una espinita clavada al sentir que tu ginecólogo tiene prisa, que la comadrona no ha sabido acompañarte o que te han saboteado desde el miedo para utilizar instrumental. *Es muy importante que confíes plenamente en el sitio en el que has decidido dar a luz.* Y así te puedas entregar, sin lucha.

La anestesia, igual que el instrumental (fórceps, ventosas) o la cesárea, es una técnica a la que a veces tenemos que recurrir. ¿Es lo ideal? Para nada, y quizá tampoco es lo que habías soñado. Pero si lo necesitamos, vamos a por todas.

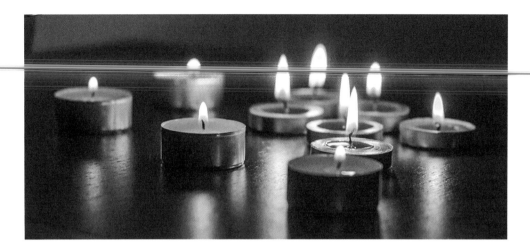

Te cuento un secreto sobre la maternidad: a partir de ahora, nada será como tú esperas. *Tu hijo se encargará de demostrarte que la única manera es soltar el control y abrirte más allá de tus propios límites* a la entrega y al amor incondicional. Por eso, ser madre te cambiará profundamente y para siempre.

Mi primera gran lección de maternidad fue el parto. Yo quería un parto natural en una casa de partos, pero, ¡sorpresa!, mi bebé estaba de nalgas y eso ya no era posible. Fue difícil hacerse a la idea, pero pude tener un parto maravilloso de nalgas en el hospital. Gracias a mi hija, entendí que nosotras como madres acompañamos a nuestros hijos absolutamente abiertas, entregadas y flexibles.

GINA

El parto te mostrará caminos más allá de tus propios límites. En el parto te saldrá lo que te cuesta para poderlo traspasar. Es por eso que las experiencias sexuales vividas hasta entonces contarán. ¿Qué pasa si has sufrido abusos? ¿No podrás parir? Claro que podrás, pero igual aquí sí que tendrás que hacer un trabajo previo emocional y físico en tu suelo pélvico para relajarlo si hay mucha tensión. Y mucha paciencia, que igual será un parto más largo, pues abrirte en canal no es fácil cuando te has cerrado. Quizá necesitarás más tiempo y un buen acompañamiento con el fin de estar preparada para recibir a tu hijo en los brazos completamente entregada. Aprovecha la oportunidad, sanando desde el cuerpo, sanando su memoria.

Bueno, me dejo de rollos, creo que seguramente quieres consejos para que vaya lo mejor posible, ¿verdad? Pues venga, algunos consejos para el parto:

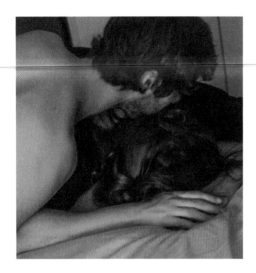

No tenemos ni idea de cuándo te pondrás de parto, ni de cómo empezará este: con contracciones suaves, con sensaciones fuertísimas, rompiendo aguas en plan película o más bien «¿me estaré haciendo pipí encima?».

Es muy común que con segundos hijos, terceros o más notes muchas contracciones semanas antes de dar a luz. Se trata de contracciones de Braxton Hicks más intensas, que empiezan cuando se va el sol y duran un ratito, esas en las que se pone la barriga dura, pero que quizá ahora te hacen soplar un poco. Y todas las noches te da la sensación de que estás de parto, pero no: pueden pasar semanas así. Es un poco desesperante, pero muy común. Recuerda que, si hay algo que no ves claro, no dudes en consultar con tu profesional de referencia. Pero te lo quería contar porque es una duda muy frecuente y que genera mucho agobio. A mi segundo hijo lo parí en pleno mes de julio, días después de mi fecha de parto, y además estaba de nalgas. Dios, ¡qué calor y qué agobio! Todos los días me iba a dormir pensando si sería esa noche, hasta que una de ellas fue «la noche».

Era de noche cuando me pareció estar haciéndome pipí encima, enseguida me di cuenta de que había roto aguas. ¡Bien! El proceso empezaba y yo estaba feliz. Cuando se lo dije a mi marido, él se puso supernervioso, no sabía qué hacer, y me entró un ataque de risa, parecía que estuviera él de parto.

LAURA

Haz vida normal hasta el final. Un primer parto suele ser largo, así que no hace falta que a la primera contracción llames corriendo a tu pareja, avises a la familia y te encierres en casa con la velita o la música relajante. Ve haciendo tu día, lo que te apetezca: *descansa, camina, recibe un masaje, date una ducha, come algo rico. El parto ya te hará parar*. Mientras tanto, sigue con tu vida, pues, de lo contrario, el proceso te resultará mucho más pesado. Si desde la primera contracción hasta el nacimiento del bebé necesitas dos días, y desde esa primera contracción te pones en «modo parto», cuando de verdad llegue la hora te sentirás agotada psicológicamente. Así que *keep calm*. Hay partos precipitados, o segundos partos superrápidos, que ya empiezan con muchísima intensidad, y ahí no dudarás que ha llegado el momento. Con los primeros hijos, lo normal es empezar suave, que aumente progresivamente la intensidad, y que tengas muchas horas por delante.

Con mi marido recordamos con cariño el día del nacimiento de uno de nuestros hijos.

Las contracciones iban llegando muy suaves. Paseamos, comimos en un restaurante, que ahora nos encanta volver a visitar, tomamos el postre en una terraza de una plaza de nuestro barrio... Las contracciones iban aumentando, y yo me sentía feliz de estar con él pasando un día maravilloso, sabiendo que eran las últimas horas de ese bebé en mi barriga.

No lo dudes: las contracciones irán a más, como olas cada vez más grandes y potentes. Recuerda que cada ola es un subidón de oxitocina, que te llena de placer, no de dolor, y que, después de cada una de ellas, hay un descanso. Así de sabio es tu cuerpo, que te deja descansar entre una y otra.

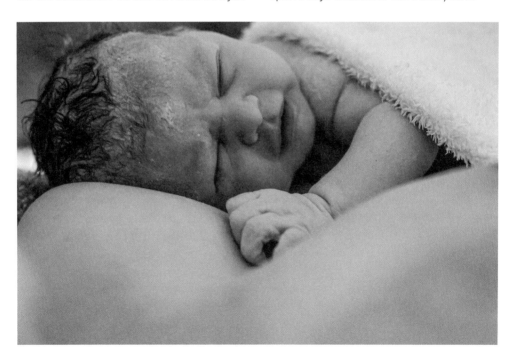

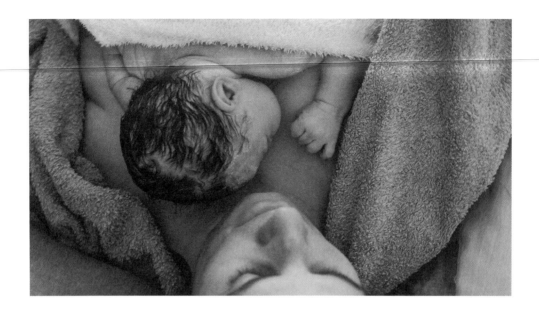

Estaba entregada, no tenía miedo, me sentía plenamente confiada y con ganas para el viaje que me llevaría a mi hija. Salí a pasear por los campos que rodean nuestra casa, las contracciones más intensas me llevaban a tierra. Me sentía poderosa, viva, fuerte. Y la ilusión de ver a Indira me dibujaba una sonrisa en los labios.

LARA

Conviértete en leona. Cuando ya sea muy intenso, apaga tu parte más racional y vuélvete mamífera, conectando con tu parte más instintiva. Déjate llevar. Si eres muy *controller*, esto te va a costar mucho, pero puedes hacerlo. Saca la mamífera que llevas dentro. Cierra los ojos y olvídate de lo que ocurre fuera. No mires el reloj, ni el móvil, apaga la luz y no hables. El parto pide intimidad. Busca tener la sensación de estar haciendo el amor con tu pareja. Haced el amor, la vida, los tres. *Y daos tiempo, al parto no le gustan las prisas, y al bebé tampoco. Mientras todo vaya bien, no hay prisa.*

Deja que tu cuerpo se mueva libre. Lo hace tan bien que sabrá ponerse en las posturas necesarias para ir a favor del bebé y de tu propio cuerpo. De cuatro patas, encima del balón de pilates, apoyada en la pared o colgada del cuello de tu pareja. Siéntete libre para moverte obedeciendo a tu cuerpo, pues este, en conexión con el bebé, sabrá cómo colocarse para contribuir a un trabajo de equipo. No te va a ayudar estirarte en una camilla con las piernas abiertas, así que muévete.

> Mis tres partos han sido naturales, porque así lo quise. Es la sensación más animal y conectada con mi cuerpo que he experimentado jamás.
>
> LORENA

No te despistes y ayuda al bebé, que estará naciendo. Así que conecta con él, háblale y sigue ahí pase lo que pase. Si en algún momento hubiera anestesia y dejaras de sentirlo físicamente, sigue con él, no lo dejes, haced ese trabajo juntos, en cualquier circunstancia, sea como sea.

Respira, no bloquees la respiración, incluso cuando las contracciones sean intensísimas. Abre la boca en cada exhalación, relaja la mandíbula. Al hacerlo, relajarás todo el cuerpo, tu vagina y tu periné. Cada contracción tiene que cogerte blanda, relajada, para que tu cuerpo se abra a esa nueva vida que va a atravesarte.

No luches contra la contracción, ábrete a ella, aunque creas que no puedes más, recibe cada una de ellas con un SÍ. Cada contracción es una menos, y te acerca a tu bebé, tiene una finalidad. Como si estuvieras escalando una montaña, o haciendo una maratón, en cada contracción un metro más, un paso más hacia delante, siempre hacia delante, cada vez más cerca de tu pequeño.

Es normal que creas que no eres capaz o que estás demasiado cansada, es habitual dormirse entre contracciones y que te angusties pensando que no puedes más.

Tu cuerpo funciona tan bien que aprovecha el espacio entre contracciones para que puedas descansar. Así que tranquila, sigue, aunque te quieras rendir. ¿Acaso al escalar una montaña no hay momentos de bajón?

Las sensaciones son muy muy intensas. El aro de fuego en la salida del bebé, la sensación de partirte o la relación con la muerte. Te mueres y renaces en su nacimiento. Atrévete, en serio, muérete y vuelve con él en los brazos.

A menudo cuento que, en el parto de uno de mis hijos, justo antes de empujar, me vi en un acantilado al borde del abismo. Yo decidía si me tiraba o no, pero tenía mucho miedo, no quería arrojarme hasta que sentí que no había otra opción: si no me lanzaba, mi hijo no nacía. Me sentí morir, pero me tiré. Y las ganas de empujar irrefrenables hicieron que el bebé se asomara a la vida conmigo convertida en otra.

> Desnuda, a cuatro patas, sentí que me partía en dos. Grité. Mi cuerpo me pedía mover las caderas, bailar, y me dejé llevar. Somos diosas, y yo me empoderé para toda la vida.
>
> EVA

Y cuando pienses que ya no puedes más, cuando creas que no puedes seguir, cuando ya no sepas quién eres y tu ego se haya ido a tomar viento, entonces, cuando el bebé esté listo para dejar el mar cálido en el que vivía y sentir tus brazos acunándolo, tu cuerpo empujará. Él solo. Empujará de forma irrefrenable, dejando al bebé salir. ~~Abre la boca, abre la vagina~~, emite sonidos y confía. Qué fuerte cuando la vida te atraviesa, no hay palabras para describirlo. Ojalá te pueda contagiar del éxtasis de ese momento.

Yo he parido tres veces y me dispongo a parir una cuarta. Y no veas cuánto lo deseo. Tengo el gran regalo de poder vivirlo otra vez. ¿Con algún miedito? Pues la verdad es que no. Sí con ilusión, ganas y emoción de experimentarlo desde el placer. Sí, sí, desde el placer. Estamos tan condicionadas que nos cuesta relacionar ese momento con el placer y no con el dolor, pero ese parto me lo pido gustoso, ¿podrá ser orgásmico?

Seguimos avanzando en el parto, va. Su cabecita saldrá en una contracción enorme y se quedará ahí, asomada, mirando el mundo. Y en otra contracción más, fácil, gustosa y suave, resbalará entre tus piernas su cuerpo mojado, calentito y perfecto. Y será el momento de más amor y de más magia de toda tu vida.

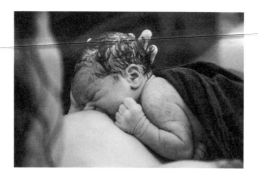

Una vez tengas a tu bebé encima, la placenta saldrá con otra contracción, ese órgano que tu cuerpo también ha creado para la ocasión, que ha alimentado, llenado de vida y alegría. Y tras haber salido la placenta... el parto se da por terminado.

Y en ese instante se quedará atrás todo lo que pienses del parto, lo que ha sido como esperabas y lo que no, lo gustoso o lo doloroso, lo fácil y difícil. En ese momento, cuando cobijes a tu bebé entre tus brazos y lo mires por primera vez, todo dará igual. Y será absolutamente perfecto.

> Me hicieron una cesárea y vio la luz lo más bonito de nuestras vidas. La recuperación ha sido dura y sigue habiendo mucho por sanar, fue un viaje difícil y con heridas.
>
> PILAR

> No lo podía creer. El parto se quedó atrás cuando te vi por primera vez. Tan perfecto, envuelto en una sábana roja. Un milagro. No podíamos parar de llorar. Bienvenido, Eric, por fin con nosotros.
>
> BEA

¿Qué pasa si ha sido demasiado difícil? ¿Qué pasa con la frustración, la culpa y la tristeza que puede sentir una mujer que no ha podido vivir su parto como deseaba?

Hay quien dice que lo importante es que bebé y mamá salgan vivos y sanos. Y eso todas lo tenemos claro. Y agacho la cabeza, sin palabras, ante las mujeres que tienen que vivir un posparto sin un bebé entre los brazos. Pero una vez los dos estamos bien, los hechos son importantes, que no te digan lo contrario: lo que pasa durante el parto sí es importante y te dejará huella, claro que sí.

«Buf, estás igual, no has dilatado nada.» Estas palabras de la comadrona no ayudaron después de treinta y dos horas de parto. Ahí me derrumbé. Oxitocina, epidural y una cascada de intervenciones en las que me sentí desconectada de mi hija y de mí. Lo más duro fue no sentirla como mía cuando la vi por primera vez y una culpa brutal, que me costó sanar.

PAULA

El parto avanzaba bien hasta que la bebé cambió de postura y se puso mirando hacia arriba, postura difícil para nacer, y empezó a hacer bradicardias. Entonces todo fue muy rápido. Pasé mucho miedo. Después de un gran susto, pude respirar tranquila, aunque pensar que las cosas podrían haber ido diferentes me acompañó mucho tiempo.

LAURA

Haya sido como haya sido, ya tienes a tu bebé en los brazos. Ahora comienza una eterna aventura para siempre con tu hijo cerca.

Me sentía tan orgullosa. Había podido parir a mis dos bebés, aunque todo mi entorno pensaba que tendría que ser por cesárea. Me sentí una diosa. Primero nació Jan, y diez minutos más tarde, Àfrica.

MARINA

PALABRAS CLAVE

CONVIÉRTETE EN LEONA: En gata, en loba. Averigua cuál es tu animal y conviértete en él, déjate guiar por tu instinto, lo harás genial.

SUELTA EL CONTROL: Ni reloj, ni mensajes, ni redes sociales, ni nada. Tampoco es momento para que luches contra nada, solo ríndete.

ÁBRETE A QUE SERÁ COMO NECESITÉIS: Las expectativas no ayudan, intenta soltar al máximo y sentir que será lo que tanto tú como el bebé necesitéis. Sois un equipo.

YOGA

El parto en sí ya es yoga: respiración, conexión, soltar el control. Tu cuerpo ya está preparado para parir, así que no es necesario que hagas nada especial.

Practicar yoga cada día durante el embarazo hará que fácilmente puedas sentir qué pasa dentro, obedeciéndote en las posturas que te pida el cuerpo y tomando mucha conciencia del bebé.

Además, en tu práctica te habrás familiarizado con posturas de cuadrupedia (de cuatro patas), para sentirte cómoda si durante el parto las necesitas.

Relajación

Busca ratos para tumbarte de lado y observar que, sin que hagas nada, sin tu control o tu empeño, tu cuerpo funciona. El corazón bombea la sangre por todo el organismo, el sistema linfático y tu sistema digestivo funcionan, todo sigue en marcha en tu cuerpo sin que hagas ningún esfuerzo. De la misma forma que tu organismo ha sido capaz de crear el bebé, también ahora sabrá parirlo. Sin tu presión. Estás preparada para ello.

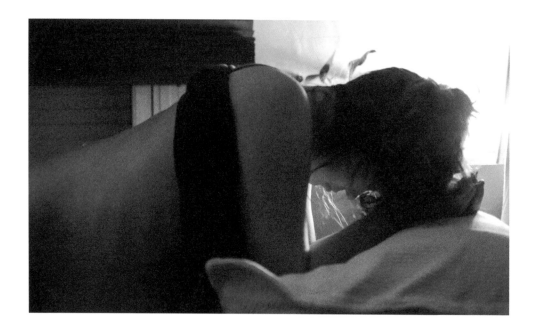

Meditaciones

1. Respiraciones para el parto

- Ya hemos dicho que no necesitas que nadie te enseñe a respirar para parir; lo vas a hacer, simplemente. Pero como tu cerebro humano es tan potente te doy algunas ideas de respiraciones en el parto, solo por si en algún momento te bloqueas o te sientes perdida.

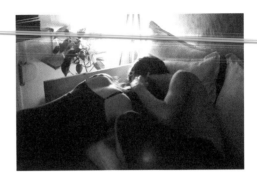

  - Inhala largo por la nariz, sin prisa, y exhala abriendo la boca, como si empañaras un cristal. ¡No soples! Necesitas la boca abierta y relajada.

  - Inhala largo por la nariz y exhalando emite el sonido «O».

  - Inhala largo por la nariz y exhalando emite el sonido «A».

- Realiza unas cuantas respiraciones con cada uno de los sonidos, probando, observando, sintiendo como tu vagina y periné se relajan.

- Y así, con estos ejercicios que quizá te dan seguridad y con toda la información que he intentado transmitir, con la gran apertura mental de que será como tenga que ser, parirás. Y renacerás, convirtiéndote en madre, de una, de dos o de más criaturas.

- Disfruta, en serio, disfruta del viaje hacia el encuentro con tu bebé. Nos encontraremos al fin, al otro lado de la piel.

PEQUEÑO DIARIO PERSONAL:

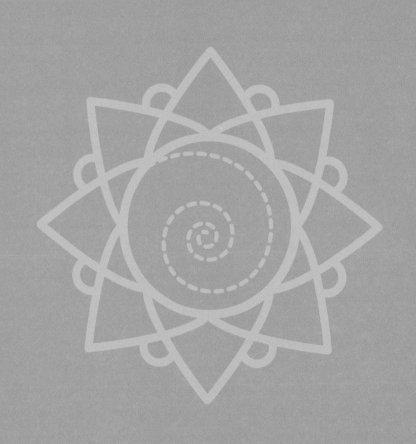

EL POSPARTO

LA MARAVILLA DE RECIBIR UN HIJO EN LOS BRAZOS

ÉTER, ese estado entre el cielo y la tierra, una vez has transitado el parto. Camino de luz y sombra que te ha traído a tu hijo a los brazos. Cuarenta días (¡o más!) de amor y caos en estado puro.

La palabra éter proviene del griego y significa «el aire más puro de las montañas». En yoga decimos que el éter es la sustancia que va más allá de la materia. Y es que, después de transitar un embarazo y un parto, estás ahora viviendo unos días de plenitud y también de muchas curvas, para qué nos vamos a engañar. *Seguramente serán los momentos de mayor felicidad y también quizá de mayor agobio de tu vida.*

Qué *heavy* cuando ves a tu hijo por primera vez, cuando coges su pequeño cuerpo, calentito, húmedo y perfecto. Recuerdo cuando la comadrona me ayudó a tomar en brazos a mi hija al nacer, totalmente extasiada. Ella estaba con los ojos cerrados y yo la miraba; de repente los abrió y me miró y supe que jamás viviría un momento de tanta plenitud como en esos segundos. «Por fin aquí, hija, al otro lado de la piel.» Y lloré de emoción, de tanta belleza, de pensar durante el parto que no podía más, y haber podido. Ya estaba aquí. Y la aventura de verdad no había hecho nada más que empezar.

Después del parto, haya sido como haya sido este, ¡por fin!, lo tendrás en tus brazos. Como si hubieras escalado el Everest y ahora pudieras sentir el cielo dentro de ti. *Las primeras horas, días, son de silencio, intimidad, de ir hacia dentro, descubriéndoos poco a poco.* Son para admirar ese cuerpecito diminuto y perfecto que no puedes creer que lo hayas creado tú, vosotros. Contándole todos los deditos, sin tener palabras para expresar tanta belleza.

> Después de haber vivido un posparto sin bebé en brazos, mis dos siguientes pospartos fueron la bomba. Con añoranza también del bebé que no tuve, y sin la inocencia del primer embarazo, pero celebrando por fin la vida en mis brazos.
>
> TXELL

Las hormonas del enamoramiento brotan por todos tus poros y en ese momento parece que queda lejos el parto, haya pasado lo que haya pasado. El subidón de endorfinas hace que nos sintamos con energía y enamoradas del bebé, de tu pareja y de la vida.

Algunos días después revisaremos una y otra vez los acontecimientos del parto, aquello bonito y también lo duro. Los «¿y si?» pueden surgir durante los próximos días, porque, en un parto, siempre hay algún «¿y si?». «¿Y si hubiera parido en otro sitio? ¿Y si no me hubiera puesto la epidural? ¿Y si hubiera llegado antes al hospital? ¿O más tarde? ¿Y si...?» *Ojalá te acompañen pocos «y si» y sientas profundamente que el parto ha sido como tenía que ser, ha sido lo que necesitabais tú y tu bebé.*

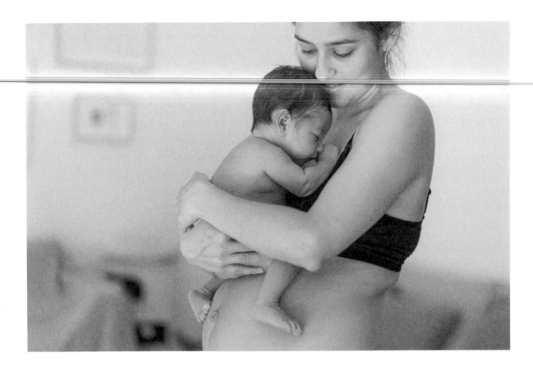

Serán días de mucha sensibilidad, removidos por el parto y también por la novedad de ese hijo en los brazos, con las dudas y los miedos que pueden surgir. Como dice la terapeuta y escritora Laura Gutman, también pueden ser momentos de «reencuentro con la propia sombra»: aquello doloroso y escondido, aquellos sentimientos que tenemos guardados en algún rincón, de soledad o de abandono, podrían aflorar en este momento. Sí, nos inundan las endorfinas, pero también tenemos un chute fuerte de reconexión con una misma y eso a veces es doloroso.

En mis pospartos me ha salido mucho miedo a detenerme y a sentir. Soy una persona muy inquieta, que no paro, con muchas cosas que hacer, muy «hacia fuera»; sin embargo, en el posparto no te queda otra opción que detenerte, descansar, respirar y escuchar al bebé. Y ese parar me hace ir hacia dentro, escuchándome sin poder escaparme hacia las mil cosas que tengo que hacer, y las tres veces me ha removido mucho.

Eso no quiere decir que nos veamos abocadas a la famosa depresión posparto o *baby blues*, pero no todo será superguay como en Pinterest. Y si lo es..., ¡pues a disfrutarlo sin más! Pero creo que está bien que alguien te cuente que esas sensaciones quizá no serán placenteras, pero son normales y están bien. No te culpes de la dualidad que puedas sentir, pues eso también pasará, así que tómatelo con mucha calma, escúchate y respira.

Y todo ello se puede explicar a través de las hormonas, ya que a los dos o tres días de posparto hay un pequeño descenso de las endorfinas para que la prolactina, la hormona de la lactancia, pueda subir. Igual se traduce en unas horas de un poco más de llorera o melancolía, pero si todo está en orden en tu entorno, solo se queda en eso, no va a más. Así que si fuera a más, pide ayuda, que no pasa nada.

¿CÓMO COLOCAR LAS COSAS FUERA?

Como encontrarás descrito en el capítulo de «La pareja», necesitamos que esta se muestre amorosa, suave, entregada e informada de cómo puede sentirse la mujer que ha parido ¡para que no se piense que se te ha ido la olla! Una pareja que se ocupe de todos los quehaceres domésticos y de los hermanos mayores si los hay, que te escuche, te abrace y esté presente, que te proteja de lo que no quieres, como las dichosas visitas, de que no cojan al bebé si a ti no te apetece, etc. Es decir, la pareja debe ser la guardiana de esa luna de miel.

Es normal que no te apetezca que cojan al bebé, como una leona que acaba de parir a su cachorro, mamífera total. Obedécete y no te fuerces a hacer nada que no te siente bien, y pídele a tu pareja que te ayude a que el resto de la familia pueda entenderlo o como mínimo respetarlo.

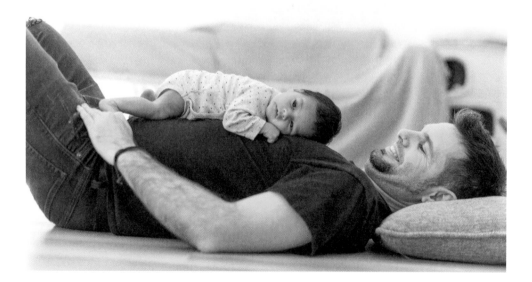

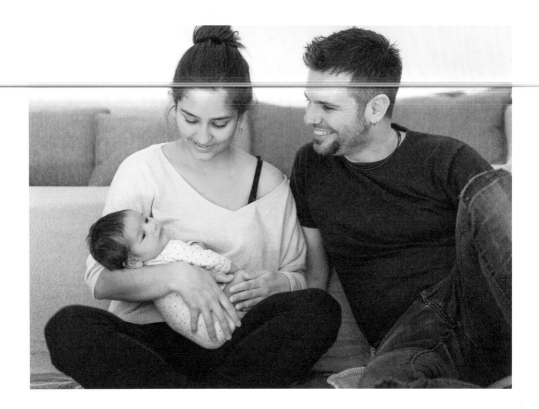

Mi posparto fue durísimo. Problemas con la lactancia, que me hacían tener mucho dolor y sufrir por si mi bebé se alimentaba lo suficiente, junto con la familia política opinando constantemente sobre mis decisiones, cosa que trajo muchos problemas de pareja.

FLAVIA

La gente que continuamente opina se hace muy pesada en esos momentos, lo sé. Todo el mundo quiere ayudar dando consejos no pedidos que pueden hacerte desesperar: que dejes al bebé en la cuna, que no lo cojas tanto, que no le des tanto el pecho, que si tiene hambre, o frío, o calor, que si tu pecho no alimenta... En fin, un desespero ante tantas dudas, que ya te surgen por ti sola, solo falta que se te cuestione tanto desde fuera. Tu pareja y tú tenéis que formar un equipo inquebrantable y, para los pesados, te dejo una frase que nunca falla, que deberás decir con una sonrisa de oreja a oreja: «Nosotros lo hacemos así», y, de esta forma, dejas al otro fuera de juego para seguir opinando. En serio, pruébalo, funciona (casi siempre).

> Mi pareja no pudo estar en el pospar-
> to. Solo cogió un día de fiesta y lue-
> go tuvo que viajar por trabajo. Se me
> hizo durísimo no contar con su apoyo.
>
> IRENE

Para todo ello necesitarás una buena comunicación, contarle lo que necesitas, sin esperar a que lo adivine, y pedirle desde el corazón, no desde la exigencia. Que no, que no lo adivina, asúmelo.

Si eres madre soltera, busca ayuda, no te quedes sola en casa, ve a grupos de madres, busca apoyo con las tareas de la casa, amigas que te traigan táperes con comida rica, familiares que te abracen y te digan que lo estás haciendo muy bien. Puedes conseguirlo, en serio, pero póntelo lo más fácil posible. Así será sencillo que te sientas empoderada y capaz para cuidar a tu bebé e ir afrontando las situaciones preciosas y las más complicadas.

La lactancia también será una aventura, te lo aseguro: magia en tus pechos, que son el alimento perfecto para tu pequeño, y calor, amor y consuelo, pero posiblemente también un mar de dudas... «¿Será alimento suficiente? ¿Cómo sé cuánta leche está tomando? ¿Es normal que me duela?»

Las primeras lactancias pueden hacernos dudar y que surja una desconfianza profunda hacia nuestro propio cuerpo. Si me cuestiono si mi cuerpo funciona suficientemente bien, dudaré de que mis pechos puedan generar la leche que el bebé necesita. Y volveremos a tener que confiar una vez más en que el poder mamífero también está en nuestros pechos. No importa el tamaño de tu pecho, tampoco cómo sean tus pezones: la lactancia funciona poniendo el bebé en el pecho, y que él succione todo lo que necesita en una postura correcta, y si necesitas ayuda, pídela. No debe doler y debe salir la cantidad suficiente para alimentar al bebé, ¡o a los bebés! Del mismo modo en que no dudamos de que cualquiera de nuestros órganos funciona, a no ser que se demuestre lo contrario, tampoco dudes de tus pechos, a no ser que se demuestre lo contrario.

Se recomienda que la lactancia materna sea exclusiva los seis primeros meses, y a demanda. No te asustes si la demanda es mucha, tanta que te dará la sensación de estar todo el día con la teta fuera. Tómatelo con calma, ahora el bebé necesita eso, pero sus necesidades irán cambiando, y en menos de lo que te imaginas, la teta dejará de ser todo para él.

Recuerda que este hijo ha estado nueve meses meciéndose en tu barriga, siempre acompañado, siempre con tu corazón haciéndole de faro. La llegada a este mundo debe de ser muy abrumadora para él, así que acompáñale, que siga escuchando tu corazón, que continúe meciéndose en tus brazos. Conecta con lo que es ahora y aquí, no con lo que te gustaría que fuera.

¿Y si no es posible amamantar? Es muy duro cuando hay demasiada dificultad y sentimos que no podemos proseguir con la

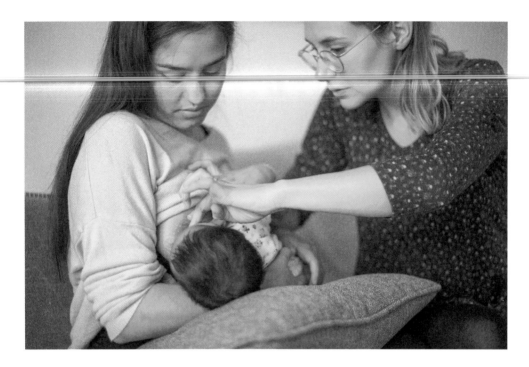

lactancia materna, y seguramente te invadirá un sentimiento de culpabilidad, de no haberlo hecho suficientemente bien. No te ofusques: dale biberón con todo el amor del mundo, ofreciendo el mismo consuelo, el mismo calor. Sigues siendo magia para el bebé, así que siente tu poder de madre también con un biberón en la mano.

¿Y CUANDO ES EL SEGUNDO?

Como hemos comentado previamente, esta será también una superaventura. Verás que te resultará más fácil el cuidado del bebé, ya lo viviste una vez, tienes el don de la experiencia.

> Con el segundo bebé me sentía mucho más tranquila. Ya había vivido que «todo pasa», y disfruté mucho. Confiaba mucho más en que sabría cuidarle.
>
> ELENA

Sin embargo, te sentirás muy removida por tu hijo mayor. La sensación de no llegar a cubrir todas sus necesidades, de no prestarle suficiente atención, al menos no como antes de nacer su hermano, creer que no llegas a todo y echarle de menos... (¡qué duro que nos echemos de menos!) puede marcar la aventura con segundos hijos.

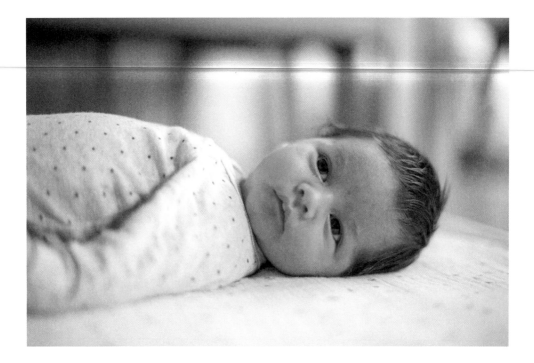

Eres capaz de hacerlo, eres capaz de cuidar y amar a tantos hijos como desees tener, pero sobre todo cuando pasamos de uno a dos, a las madres nos suceden muchas cosas.

> Tener un segundo bebé implica transitar un duelo con el mayor. Como una especie de ruptura, al menos así lo he vivido yo. Sentía mucha culpabilidad por hacerle vivir esto.
>
> ANDREA

Vigila tu autoexigencia, no te excedas, y recuérdate mil veces al día si hace falta que eres suficiente buena madre para tus hijos, que tener hermanos es un regalo y que has sido generosa y valiente por hacerlo posible. Habrá momentos en que te falten manos, que no puedas cogerlo cuando le haga falta o que le pidas más de lo que sabes que deberías, pero todos estamos preparados para tener hermanos, es un aprendizaje y con los días las cosas se irán normalizando. Debemos encontrar todos de nuevo nuestro lugar y tú debes confiar en que seréis capaces de hacerlo. Abrázale fuerte y dile que le echas de menos. En casa utilizamos mucho el «abrazo de pilas»: nos abrazamos a tope cargándonos las pilas los unos a los otros. Y busca diez minutos de exclusividad al día para el mayor. Solo diez porque el bebé es muy pequeñito aún y te necesita muchísimo, ya irás aumentando el tiempo si ves que puedes. Unos minutos de estar superpresente para él, ni lavadoras, ni bebé en brazos, ni nada más que él y tú jugando a lo que quiera. Además, deberás acordarte de validar sus emociones, que estarán hechas un torbellino: la felicidad de tener un hermano y también la pena y la rabia, ayúdale a poner palabras a todo lo que le está pasando sin juzgarle. Y, sobre todo, disfruta del amor, que se multiplica más y más.

PALABRAS CLAVE

PIEL CON PIEL: Piel con piel que te recuerda que sois perfectos el uno para el otro, que le da y te da consuelo y calor si sientes que hoy hay un poco de sombra (o mucha) en ti, que te reconecta con tu bebé y con la perfección de la vida, con el regalo de tenerlo en tus brazos, que calma los agobios y sana si ha habido heridas en el parto, que le da consuelo y le recuerda a él que estarás ahí, por él, dándole calor, para siempre.

SILENCIO: Algo grande acaba de suceder. Calla voces de fuera, pocas visitas, sin muchas palabras. Silencio fuera y silencio dentro.

EN CASO DE CRISIS: Dúchate; una ducha de cinco minutos sin el bebé es para una madre puérpera como una hora en el *spa*. Te ayuda a relajarte y a hacer un *reset* y recargar pilas. Y si sigues de bajón, huele al bebé, que te recuerda el aroma del paraíso, y embriágate de oxitocina de nuevo.

YOGA

Está bien que cada día tengas diez minutitos para enfocarte en ti, buscando un pequeño espacio con el fin de cuidarte a la vez que cuidas al bebé, un lugar en el que puedas mover el cuerpo, que ha sufrido una gran transformación y que ahora, con un pequeño en brazos, sientes que no te pertenece. Tus brazos, tus hombros, la parte alta y media de la espalda es normal que se resientan.

Diez minutos, acompañada de tu bebé, para cuidarte.

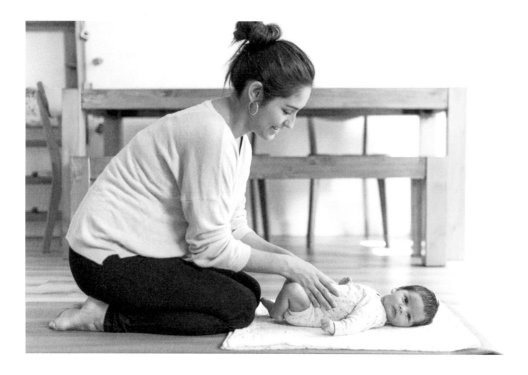

Posturas o asana

1. Círculos con la cabeza

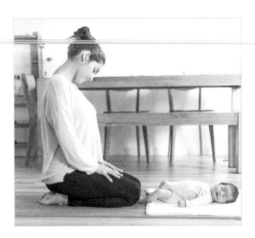

- Siéntate cómoda, sobre los talones o con las piernas cruzadas, y empieza a hacer círculos con la cabeza, inhalando cuando la cabeza mira hacia arriba, y exhalando cuando se relaja y mira hacia abajo.

- Puedes hacer diez repeticiones de cada lado. Siente cómo tus cervicales, quizá entumecidas, agradecen el movimiento.

2. Círculos con los hombros

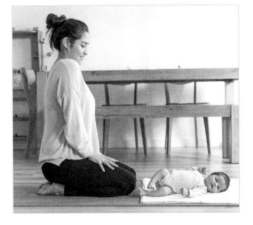

- Sigue sentada, cómoda, y haz círculos hacia atrás con los hombros. Inhalando cuando suben hacia las orejas y exhalando cuando bajan, dejándolos caer bien abajo y bien atrás.

- Haz diez repeticiones. Aprovecha para dar movilidad a esta parte del cuerpo que ahora quizá está resentida.

3. Estiramiento de brazos

- Estira los brazos hacia delante y cruza uno por encima del otro. Dobla los codos y deja que las manos quieran cogerse. Separa un poco los codos del pecho y relaja los hombros.

- Haz diez respiraciones y luego cambia el brazo. Cuida de tus brazos, que ahora están siempre ocupados.

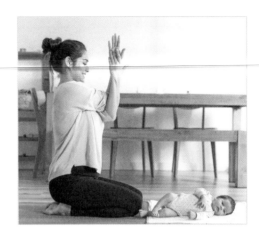

4. Paschimottanasana o Pinza

- Estira las piernas hacia delante. Júntalas y actívalas dejando que los dedos de los pies quieran mirar hacia ti. Alarga todo lo que puedas la espalda, intentando no cerrar el pecho, y baja hasta donde puedas.

- Mantente en esta postura diez respiraciones. Siente el estiramiento de la parte posterior de las piernas y de toda la columna.

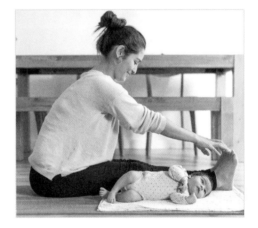

5. Gato-vaca

- Ponte sobre los cuatro puntos de apoyo. Abriendo las manos a lo ancho de los hombros y las rodillas a lo ancho de las caderas. Inhala arqueando la columna, mirando hacia arriba, y lleva la mirada hacia las caderas al exhalar.

- Haz las repeticiones que te apetezcan, aprovechando al máximo esta postura, que moviliza todas las vértebras.

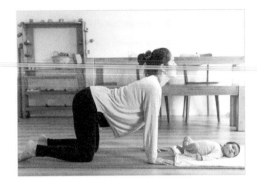

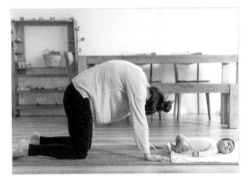

6. Gato en torsión

- Partiendo de la postura anterior, con los cuatro puntos de apoyo, cruza la pierna derecha y apóyala por encima de la izquierda. Mete el brazo izquierdo y la cabeza por el espacio que ha dejado el brazo contrario.

- Haz diez respiraciones y luego cambia de lado.

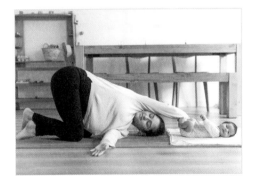

Meditaciones

1. Kapalabhati

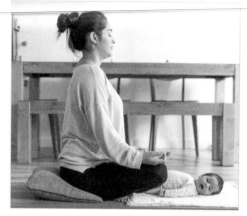

Kapalabhati /
Mantra Mere Ram de Snatam Kaur

- Sentada con las piernas cruzadas y la espalda bien recta, cierra los ojos y centra tu atención en tu respiración. Inhala largo por la nariz dejando que el ombligo vaya lentamente hacia fuera, y exhala también por la nariz, pero rápido y fuerte, empujando el ombligo hacia dentro. La inhalación no tendrá ningún sonido, pero la exhalación sí, como si te sonaras.

- Mantente siete minutos, parando antes si te mareas.

- Esta es una respiración que te ayuda a soltar el cansancio, la frustración, el enfado, y te llena de amor, generosidad, energía y paciencia. Además, con ella podrás volver a activar la zona del abdomen después del embarazo.

2. Mantra Mere Ram de Snatam Kaur

- Sentada con las piernas cruzadas, con un cojín bajo las nalgas y las manos reposando en las rodillas o cogiendo al bebé, canta este mantra durante once minutos.

- Su significado literal es «mi dios». Es un mantra que nos conecta profundamente con el bebé y con todo el aprendizaje que hemos realizado durante el camino de la maternidad y que seguiremos haciendo gracias a él. Por eso decimos que los hijos son nuestros grandes maestros.

- ¡Cuántas emociones, qué montaña rusa, qué camino más potente empezaste hace unos meses! La crianza continúa y en cada momento tendrás nuevos aprendizajes que te llevarán a plantearte mil cosas, mil dudas, a ubicarte y a seguir dando cada día lo mejor de ti, aunque a veces creas que no te alcanza la vida.

- Ponle amor, mucho amor, y busca espacios para cuidarte, para cuidar de tu pareja y para disfrutar con tus hijos. Esto no ha hecho más que empezar.
  ¡Viva la vida!

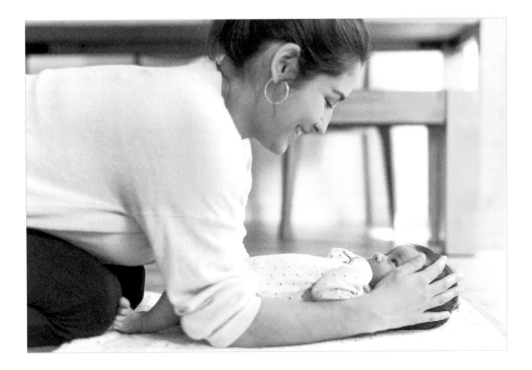

PEQUEÑO DIARIO PERSONAL:

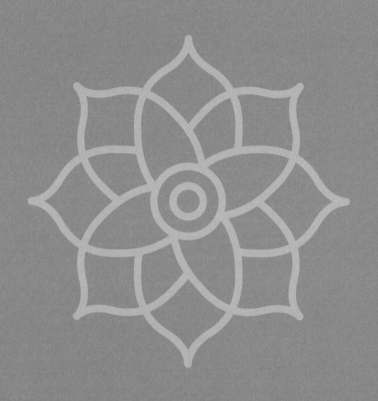

LA PAREJA

NOSOTROS, CREANDO UNA
FAMILIA JUNTOS

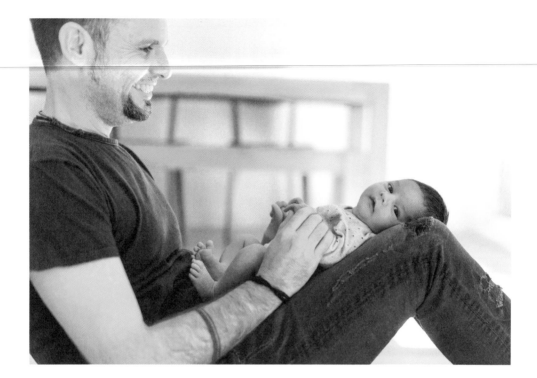

(Si sois una pareja de mujeres, aunque hable en masculino, ¡también va por vosotras, claro! Nuestro vocabulario reglado está totalmente desfasado.)

Ey, este capítulo no es para ti. Es para que lo lea tu pareja y así pueda acercarse un poco más a acompañarte y a saber cuidarte.

¡AHÍ VAMOS, PAREJAS!

Ya sé que quizá no te esté apeteciendo mucho leer toda información que te va pasando tu mujer, pero esta que te voy a dar a continuación es corta y práctica, y creo que te puede ir muy bien.

Hay blogs, información en las redes, grupos de crianza, de lactancia, etc., para que las madres se encuentren, se nutran y se apoyen. Ahora bien, con las parejas es otra cosa...

¿Qué pasa con el papel de la pareja durante este proceso?

LA PAREJA EN EL EMBARAZO

Durante el embarazo, sois testigos de cómo la mujer que tanto conocéis empieza a vivir un auténtico huracán de emociones. Desde el instante en que sabe que está embarazada, entra en una montaña rusa en la que puede llorar-reír, reír-llorar, o todo junto al mismo tiempo. Puede que se sienta más cansada o incluso, a lo largo de todo el primer trimestre, encontrarse realmente mal. Así que ocúpate más que nunca de las tareas domésticas (apunta: los malos olores en la nevera o en la cocina la matarán), pregúntale cómo está y acompáñala a las visitas médicas. Aunque en apariencia al principio en su vientre no pase nada, vuestro viaje ya habrá empezado.

> Tú cambiarás poco o nada, pero tu mujer muchísimo. Respeta que a ti la paternidad tardará más en llegarte, pero que ella ya está viviendo cambios muy intensos e importantes. Acompáñala.
>
> SEBAS

Durante el segundo trimestre verás que sube su energía y que parece que todo vuelve a la normalidad. Pero recuerda que de normalidad nada: aunque parezca que está como siempre, hay un bebé gestándose ahí dentro, y eso requiere de mucha energía y de muchas adaptaciones en todos los sentidos. Hablad mucho, pregúntale qué le preocupa, apóyala...

Es posible que tu mujer sienta de repente la necesidad de hacer grandes cambios en su vida (cambiar de casa, de hábitos de vida o de trabajo). Y tú, que piensas que ya estáis bien como estáis, no sigues su ritmo transformador. Pero debes tener en cuenta que ahora ella está a tope, superconectada e inspirada, y tú tienes la suerte de estar a su lado, junto con ella y de construir una familia. Síguela, hazle caso, aunque parezca

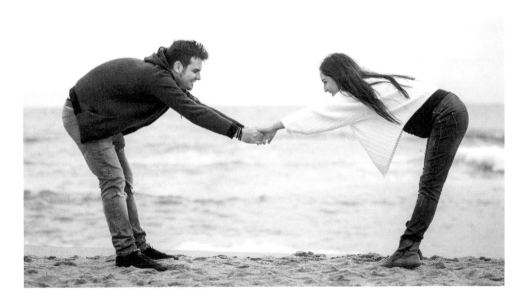

raro o no lo veas muy claro. Ella os guiará hacia un lugar mejor del que estáis, aunque en ese momento no lo veas. Y ten paciencia: sí, quizá esté más irritable o demandante, pero está creando a vuestro hijo dentro de su barriga, ponte en su lugar.

Hacia el tercer trimestre pueden llegar los miedos: al parto, a lo desconocido, a no saber cuidar de un bebé, a no ser suficiente para vuestros hijos. Dile que lo hará genial, abrázala mucho, dale masajes todos los días, sorpréndela con comida que le gusta. Ve a la preparación al parto con ella y dale espacios para que pueda compartir contigo todas sus dudas y temores a este respecto, cómo ve el momento de dar a luz, qué es lo que desea, qué es lo que le preocupa.

Para mí fue clave buscar juntos comadronas que nos dieran confianza y escucharnos los miedos. Sin perder de vista que el parto es de las mujeres y de los bebés. Yo era un espectador y ellos los protagonistas.

IGNASI

Y mírala, con esta panza enorme, gestando a tu hijo, ¿no es impresionante?

Para mí el embarazo fue más duro de lo que esperaba. Algún susto al principio y que mi hermana tenga síndrome de Down me mantuvieron angustiado hasta que fui viendo que todo iba bien.

PAU

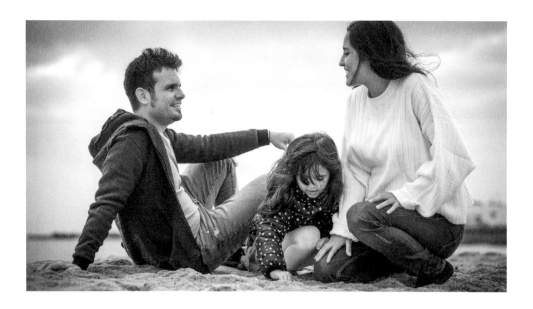

PALABRAS CLAVE

ABRÁZALA: Tu mujer necesita expresarte todo esto que está viviendo. Tantas cosas que siente, tantos cambios, quizá tantos miedos, pero no espera de ti soluciones. Desea sentirse acompañada. Así que escúchala (de verdad, sin pensar en nada más) mientras la miras a los ojos y luego abrázala. No quiere tener resultados, quiere sentirse arropada.

HAZLA REÍR: Sí, mucho. Reíd juntos. Deja que suban las endorfinas, sentid el placer de compartir, y de ser dos, en breve seréis más. Reír libera, os une, suelta el miedo y os recuerda que este estado en el que estáis es para disfrutarlo.

DALE MASAJES: Los masajes hacen que se libere una gran cantidad de oxitocina, la hormona del amor, así que localiza el sacro de tu mujer, desde donde se irradia energía hacia el útero, y masajéaselo todos los días, haciendo círculos con los pulgares, dándole calor con la palma de la mano o con una pelotita realizando movimientos circulares. Si no te sientes seguro o a ella no le apetece este masaje, puedes masajear sus pies con aceite de almendras, y también su barriga, lo que puede ayudar a conectar también con el bebé, sin esperar sus movimientos, solo tocando su útero, sus límites, su tonicidad, y sintiendo la nueva vida que se está gestando ahí dentro. Pon la mano en la barriga, sin miedo, que no le harás daño, y hazle saber a tu hijo que estás, que lo esperas, que lo sientes. Y sin expectativas, disfrutad el uno del otro. Es muy común que cuando el bebé se está moviendo mucho y ella te avisa, pongas la mano en su barriga y ya no haya movimiento. ¿Te imaginas que estás bailando superemocionado y alguien te toca la espalda? ¿Qué harías? Parar para observar, ¿verdad? Pues lo mismo hace tu hijo en la barriga. Sigue tocando, aunque no haya respuesta, quieres que él sepa que estás ahí.

HACED EL AMOR (O NO): Tan normal es que tu mujer tenga ganas como que no. El sexo en el embarazo es muy saludable a no ser que haya contraindicación médica. Aunque la barriga ya sea grande, no le puedes hacer ningún daño al bebé. Ahora bien, hay mujeres que no les apetece, quizá sienten molestias, malestar o cansancio... Así que deberéis abriros a otras formas, quizá con más mimos, abrazos y caricias. Déjate guiar y probad nuevas maneras. ¡Igual te sorprendes! Y tranquilo, no tengas miedo:

no le harás ningún daño a tu pequeño. También hay mujeres a las que no les apetece nada hacer el amor durante todo el embarazo. Las posibles náuseas del inicio del proceso y el cansancio no ayudan, pero también podría ser que una energía demasiado potente o las contracciones uterinas que se suelen producir durante la práctica del sexo en las mujeres encinta la incomoden.

De hecho, somos las únicas hembras mamíferas que seguimos teniendo relaciones sexuales en estado de gestación. En resumen, por supuesto, si no le apetece, respétala, y si le apetece, que sea suave, cuidadoso y a su ritmo. Tú, a nivel sexual, estás como siempre, ella no. Déjate guiar y probad nuevas posturas, adaptándoos al volumen de la barriga.

Es normal que el sexo cambie. Tu mujer necesita que estés abierto de mente para iros adaptando juntos a los cambios.

IGNASI

LA PAREJA EN EL PARTO

¿Y cuál es tu papel durante el parto?

Pues se trata de que estés ahí por y para ella: anímala si notas que en algunos momentos duda, mantente presente cuando te busque con sus manos o con la mirada y no te lo tomes personalmente si en el proceso debe dejarte atrás y no quiere ni que la toques. Ella necesita hacer su viaje, trascendiendo los miedos, las sombras, las creencias limitadoras, hasta abrirse en canal, en todos los sentidos, para dar la luz.

Durante el embarazo va bien que hayáis hablado de cuál es la intención, de cómo sería un parto perfecto para los dos; así podrás ayudarla en lo posible a hacerlo realidad.

Otro detalle importante: no le hables si ves que ella está en silencio. Al hablarle, activas la parte del cerebro más racional y eso no ayudará. El parto, como hemos dicho, es su camino para convertirse en mamífera, soltando completamente el control y entregándose. Las palabras no sirven. Respira a su lado, hazle masajes, ofrécele agua, tápala, abanícala y, sobre todo, sé el garante del silencio, la intimidad y el respeto. Sé el protector de este proceso que os llevará a vuestro bebé.

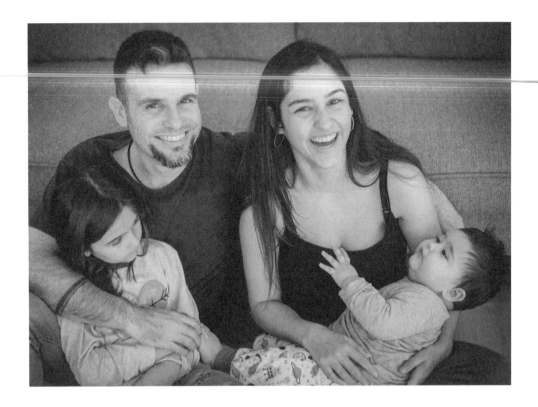

PALABRAS CLAVE

APÓYALA: Apoya en lo que quiere y hazla sentir tranquila. Lucha por lo que habíais pensado y planeado para el parto.

CONFÍA: Confía mucho en ella, en que podrá hacerlo, aunque en algún momento flaquee.

LA PAREJA EN EL POSPARTO

Los días después de dar a luz deberían ser una luna de miel, llenos de silencio, teta, leche, intimidad y piel.

¿Y TU LABOR?

Será la de proteger ese espacio, así que deberás ocuparte de los hermanos mayores si los hay, de las tareas de la casa, de que haya comida nutritiva hecha y de gestionar las visitas. Casi nada, ¿no? Pues eres fundamental para que tu mujer esté tranquila, confiada y sostenida para así cuidar al bebé.

Puede que ella se sienta abrumada, tenga las emociones a flor de piel, incluso pase malos momentos. No te lo tomes como algo personal, recuérdale lo preciosa que es, lo bien que lo está haciendo y lo bien que lo hizo en el parto (incluso si no está satisfecha). Ella no se podrá ocupar de nada, y no deberá hacerlo. Su energía se tiene que centrar en cuidar al bebé, hacer todas las siestas que necesite y descansar. De ti dependerá el resto.

Y llegamos al punto de las visitas, un tema delicado. Prácticamente todas las visitas molestan y no estamos en situación de quedar bien. Las primeras horas, incluso los primeros días, son para disfrutar en la intimidad. ¡Nada de tías abuelas con colonia que quieren besuquear al bebé! Si hay visitas que la madre tenga ganas de ver, que sean cortas, que traigan comida o se lleven a los hermanos mayores al parque, sin colonia y sin demandas de coger al bebé.

Tu mujer estará como una leona con su cachorro, reconociéndose por el olor y con ganas de morder al que le quiera quitar la cría. No se está volviendo loca, es hormonal y beneficioso para el vínculo mamá-bebé. Papá, defiende este espacio; ella no estará con la energía de hacerlo y te lo agradecerá infinitamente.

¿Y QUÉ PASA CON EL SEXO EN EL POSPARTO?

La comadrona os dirá que esperéis cuarenta días, ¡pero quizá serán muchos más! Puede que a tu mujer, que acaba de parir e igual está dando teta, no le apetezca hacer el amor, pues su parte sexual está ubicada ahora en los pechos, que dan de mamar a su cachorro. Además, dependiendo del parto que haya tenido, necesitará aún más tiempo. Así que no tengas prisa, no la presiones y hazle muchos mimos sin querer acabar teniendo sexo con penetración. Si durante el proceso te sientes demasiado cargado, puedes hacer ejercicio físico, que te ayudará a desbloquear toda esa energía acumulada. Y os digo un secreto: lo que más «pone» a una puérpera, es vuestra dulzura, mimos y cuidados.

Tu mujer demanda que tú estés a tope, con energía y de buen humor. Si necesitas tomarte unos ratos para ir al gimnasio, salir a correr, o tomar una cerveza (¡corta!) con un amigo, háblalo con ella y hazlo.

> Necesitas pequeños espacios para cuidarte, y así volver de buen humor y lleno de energía. Es muy importante que te cuides, para poder cuidar.
>
> IGNASI

PALABRAS CLAVE

CUIDA: Cuídate a ti, aunque tengas pocos espacios, y así podrás cuidar mucho mejor a tu mujer con todas las ganas y el amor del mundo. Y tu mujer se sentirá amada y segura para poder cuidar a vuestro hijo.

PROTEGE: A tu mujer y a tu bebé, de visitas, de ruido, de negatividad, de prisas.

A veces puede ser difícil para la pareja situarse en el posparto. Encontrar su lugar, comprender la necesidad de la díada mamá-bebé. Y si no lo encuentra, pueden darse discusiones y tensiones. Por eso es esencial hablar también del rol de la pareja, darle cabida, espacio y tiempo.

RAMÓN

Así que, compañeros: os amamos y os necesitamos en este momento mágico. Sois perfectos para nosotras y para el bebé. Vuestro papel a veces es confuso y estas son solo algunas pistas que creo que pueden ayudaros.

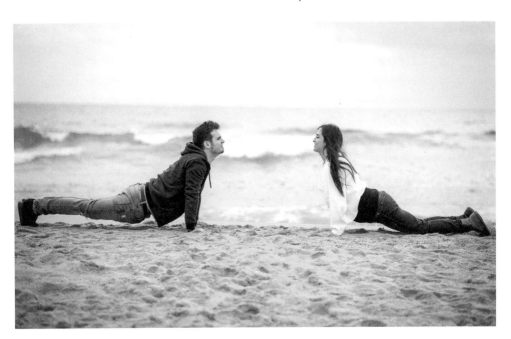

YOGA

Hacer yoga juntos nos sirve para sentir la confianza, la unión, el disfrute y la entrega. La energía vuelve a fluir entre nosotros, la respiración se acompasa y el bebé se nutre de la energía de los dos.

Estas son algunas posturas en pareja que os sugiero durante el embarazo, aunque las posibilidades son infinitas.

Podéis empezar con un minuto en cada postura, sin forzar, escuchando vuestras limitaciones. No importa que no hayas (o hayáis) hecho yoga antes, o que seas poco flexible. ¡Venga, a pasar un rato cuidándoos de forma diferente!

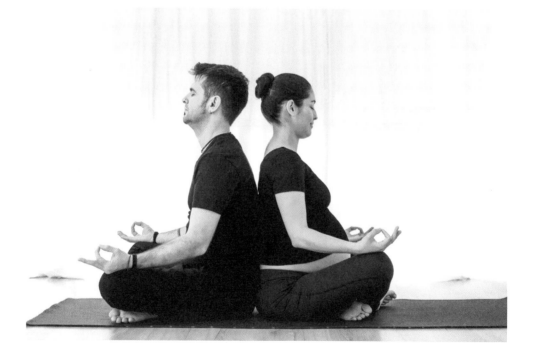

Posturas o asanas

1. Vrksasana o Árbol

- Debéis empezar de pie, los dos de lado, cogidos por la cintura. Subid el pie que está más lejos de la pareja, intentando clavar el talón en la ingle. El brazo libre se encuentra arriba, juntando la palma de tu mano con la de tu pareja.

- Mirad un punto fijo y manteneos ahí, sintiendo el mágico equilibrio juntos, disfrutando de ayudar a tu pareja si le cuesta más o dejándote ayudar en el caso contrario.

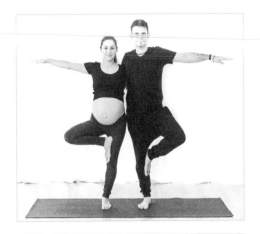

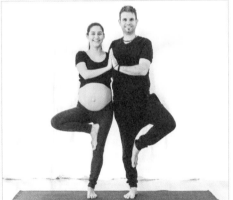

2. Apertura pecho

- Seguid de pie, ahora de frente, y cogeos de los antebrazos. Dejaos caer hacia atrás abriendo el pecho hacia arriba.

- Quedaos ahí unos segundos, hasta que sea cómodo.

- Esta es una postura de apertura y confianza.

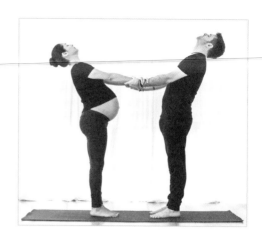

3. Media Luna

- De pie, poneos de lado y cogeos de la mano. Estirad el brazo contrario y daos la mano por encima de la cabeza. Permitid que vuestras caderas se separen, dejándoos caer de lado, notando toda la apertura costal.

- Manteneos ahí un minuto y luego cambiad de lado.

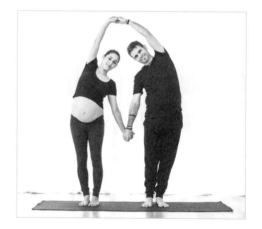

4. Apertura diafragmática

- El hombre se colocará sobre sus cuatro puntos de apoyo en el suelo. Es importante que las manos estén bien abiertas a lo ancho de los hombros, y las rodillas a lo ancho de las caderas.

- La mujer se sentará en la punta de las caderas de su pareja, y se dejará caer lentamente hacia atrás. Puede probar a tumbarse del todo, espalda con espalda.

- Si sientes dolor lumbar, tendrás que salir de la postura. Si no hay ninguna molestia, manteneos así mientras sea cómodo.

- En esta postura, mujer, sientes el cuerpo de tu pareja debajo del tuyo, sosteniéndote. Disfruta de esta sensación.

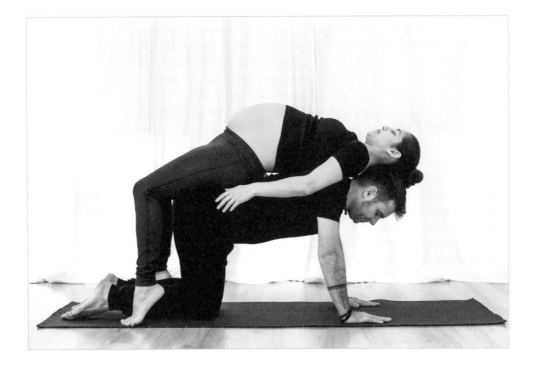

5. Apertura piernas (ella)

- Ambos sentados en el suelo, la mujer abre ahora las piernas todo lo que puede. La pareja se acerca, apoyando las plantas de los pies en los muslos de ella. Le coge de las manos y tira de ella hasta encontrar el límite de su apertura de caderas.

- Aquí os debéis mantener respirando juntos, observando el límite de la postura y ofreciendo apoyo.

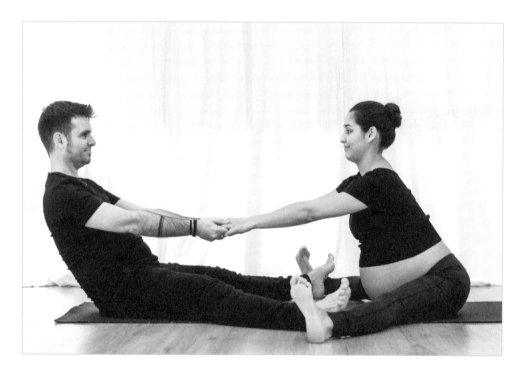

6. Postura de confianza

- La pareja se tumba bocarriba con las piernas dobladas y las plantas de los pies en el suelo, con los pies abiertos a lo ancho de las caderas. La mujer cogerá a su pareja de las manos y subirá los pies encima de sus rodillas.

- Es una postura que puede parecer muy difícil o arriesgada, pero solo se trata de confiar. ¿Confías en que tu pareja pueda sostenerte?

- Manteneos ahí hasta que sea cómodo. Para salir de la postura, la mujer debe dar un pequeño salto con sus pies a los lados del cuerpo de su pareja.

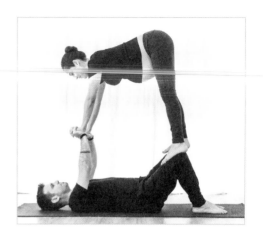

Meditaciones

Os propongo a continuación dos meditaciones para reconectar y uniros más si cabe. Elegid una y disfrutadla.

1. Meditación para la comunicación

- Sentaos con las piernas cruzadas, uno frente al otro, las rodillas se tocan, las espaldas bien rectas.

- Uno empieza explicando algo que le preocupa, durante solo un minuto de reloj. El otro se mantiene observando sin comentar absolutamente nada, solamente escuchando con los cinco sentidos.

- Al pasar ese tiempo, el que escuchaba buscará una respuesta con el cuerpo, sin palabras: abrazando, dando calor, masajeando.

- Cuando lo sintáis, invertís los papeles: quien estaba escuchando hablará ahora durante un minuto de reloj de algo que le preocupa y su pareja le escuchará con los cinco sentidos. Luego, le contestará de nuevo sin palabras, ofreciendo el cuerpo.

- Este ejercicio mejora la comunicación y hace que nos sintamos acompañados profundamente.

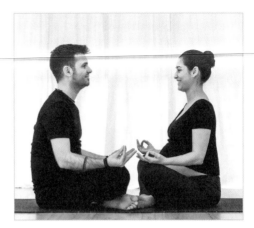

Meditación 1 y 2

2. Meditación para reconectar

- Sentaos con las piernas cruzadas, uno frente al otro, los ojos están cerrados.

- Durante un minuto seguid con los ojos cerrados concentrándoos en vuestra propia respiración, respirando lento y profundo por la nariz.

- Después de este primer minuto, abrid los ojos y manteneos mirando a vuestro compañero durante tres minutos. Solo eso, ¡miraos!

- Esta meditación sirve para volver a la esencia, a lo que os une, al amor que ha creado el bebé. Muy a menudo las palabras sobran, y lo que más ayuda es ver, sin juicio, a la persona que te acompaña en ese camino de luz y a veces de dificultad.

Estas son mis propuestas, espero haberte ayudado y que te hayan servido. ¡Ahora vendrán muchas curvas en el camino! Así que pasad momentos juntos, cuídala y admira a la mujer que gesta, pare y se entrega a tu hijo con tanta generosidad. Estás presenciando el milagro de la vida. Y, sobre todo, disfruta pese a las curvas. Será maravilloso, te lo aseguro.

PEQUEÑO DIARIO PERSONAL:

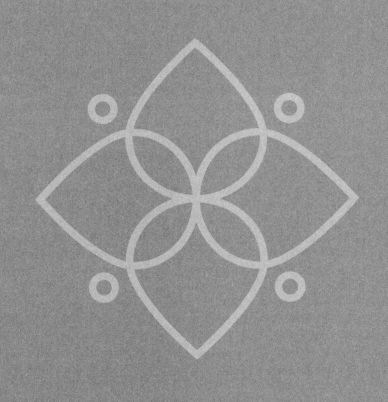

CONCLUSIONES

Pues sí, he parido un libro, con gozo y disfrute, con sudor y con alguna lágrima. Me he sentido a ratos una *fucking* diosa y en otras ocasiones he pensado que nunca lo conseguiría. Con todo, finalmente, como en la mayoría de los partos, ya tengo a mi hijo en los brazos. Ya tienes a mi hijo en los brazos. Y lo dejo volar, ya no es mío. Lo suelto para que sea también de la vida, que vaya lejos y que ayude mucho.

Es este un libro que he escrito con mucho amor y sin guardarme nada, con total transparencia, para ti. No tengo nada que esconderte si eso te sirve y hace que te sientas acompañada. Te entrego todo lo que sé, lo que he vivido en mis casi cuatro experiencias de maternidad y lo que observo desde hace años en todas las mujeres que veo y acompaño. Y es que se me eriza la piel cuando nos siento compañeras, cuando no hay rivalidad y nos ayudamos las unas a las otras.

Espero que hayas podido aprovechar los consejos y la parte del yoga, y que te sientas merecedora de buscar un espacio cada día para practicar, cuidándote para así poder cuidar a tus hijos desde la alegría. Ojalá no lo olvides nunca y ese amor y cuidado hacia ti misma te acompañe siempre, aunque reine el caos en tu casa, como lo hace en la mía. Aunque haya días que explotes de felicidad y otros en los que no te dé la vida.

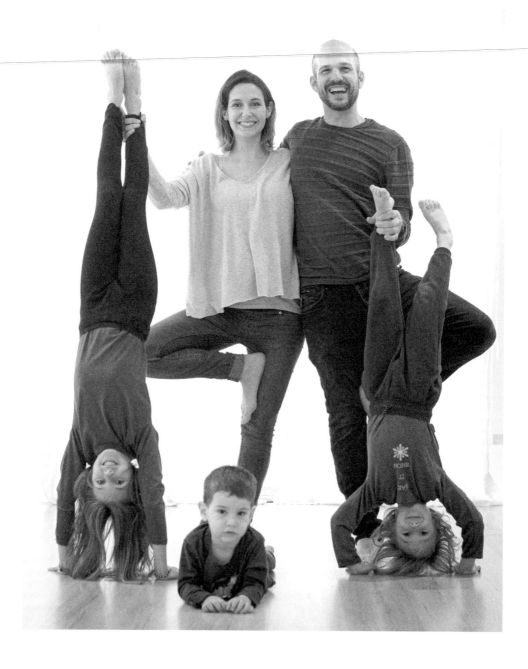

AGRADECIMIENTOS

Me siento emocionada y agradecida.

Gracias a mis hijos, que me han convertido en una madre diferente cada vez.

Gracias, Zoe, porque gracias a tu parto entendí que no hay límites, que nada es imposible. También me has enseñado que todos tenemos una vocecita que nos susurra dentro y que, si la escuchamos y obedecemos, todo irá bien.

Gracias, Pep, por tu suavidad, por tu dulzura, por la luz que hay en tu sonrisa. Por querer venir al mundo de forma diferente.

Gracias, Cai, por tu frescura y tus locuras. Gracias por nacer en un parto suave y lleno de conexión y ternura.

Gracias Bet, por acompañarme desde dentro en mi vida loca y por un parto de pies, tan revelador.

Gracias a Sebastià, mi marido, por tu compromiso y lealtad. Por decir siempre que sí a mis locuras y caminar por nuestro caos cotidiano cogidos de la mano, aunque a veces entre tantos niños no consigamos que nuestros pies se toquen por debajo de la manta.

Gracias a la madre que me parió, que no lo tuvo nada fácil.

Gracias, Irene Pons, mi editora, por creer en mí y confiar a ciegas en que esto sería posible.

Gracias a mis compañeras. A Yasmina y a su bebé Nao por brillar en las imágenes y en la vida real; gracias, Raquel Banchio, por las fotos espectaculares y por poner tu alma en ellas; gracias, Paulina Squadrito, por toda la parte artística de las fotos; sin ti, estaba perdida.

Gracias a María, Óscar y Lola, por las fotos preciosas de vuestro parto.

A mi maestra y comadrona, Imma Campos, gracias por acompañarme siempre y mostrarme que el camino del cambio empieza en una misma.

Al resto de las comadronas que nos han acompañado. A Inma Marcos y María Huerta, por atreverse a estar en mi segundo parto, rompiendo barreras y confiando en mí. Gracias Raquel Pérez, por ser parte de la semilla del cambio.

Gracias a los hombres que se han abierto prestando también sus testimonios, que me han acercado a la mirada masculina y me han impactado. Gracias a las parejas, que nos miráis con tanto amor y dando lo mejor de vosotras.

Gracias a amigas, alumnas, madres que habéis aportado vuestros testimonios, centenares de mujeres que me escribíais contándome vuestra intimidad. Me emociono solo de pensar en vuestra generosidad. Sororidad en estado puro, una palabra que he aprendido gracias a vosotras. Este libro lo hemos escrito entre todas.

Eternamente agradecida. Siempre conectadas.

RECURSOS Y BIBLIOGRAFÍA

LIBROS SOBRE EMBARAZO Y PARTO

- *El gran libro del embarazo y el parto*, de Sheila Kitzinger. Barcelona, Ediciones Medici, 4ª edición, 2004.
- *Embarazo natural*, de Janet Balaskas. Barcelona, RBA Libros, 1996.
- *Mi embarazo y mi parto son míos*, de Marta Busquets Gallego. Barcelona, Pol·len Edicions, 2019.
- *Los nueve peldaños*, de Anne Givaudan y Daniel Meurois. Trad. Berta Sanz Cuñat. Barcelona, Ediciones Luciérnaga, 2017.
- *El bebé emocional: gestación, nacimiento y crianza*, de Enrique Blay Llauradó. Roquetas de Mar, Almería, Editorial Círculo Rojo, 2012.
- *Agenda-libro del embarazo consciente*, de Mónica Manso y Yadday Hermoso. Barcelona, Ediciones Urano, 2015.
- *Parir sin miedo*, de Consuelo Ruiz Vélez-Frías. Tenerife, Editorial OB STARE, 5ª edición, 2016.
- *Pariremos con placer*, de Casilda Rodrigáñez Bustos. Murcia, Cauac Editorial Nativa, 4ª edición, 2014.
- *La nueva revolución del nacimiento. El camino hacia un nuevo paradigma*, de Isabel Fernández del Castillo. Tenerife, Editorial OB STARE, 1ª edición, 2014.
- *El bebé es un mamífero*, de Michel Odent. Tenerife, Editorial OB STARE, 5ª edición, 2014.
- *Nacimiento sin violencia*, de Frédérick Leboyer. Móstoles, Madrid, Gaia Ediciones, 1ª edición, 2010.
- *El parto: crónica de un viaje*, de Frédérick Leboyer. Trad. Mireia Bofill Abello. Barcelona, Editorial Alta Fulla, 2007.
- *Parir en libertad: en busca del poder perdido*, de Raquel Schallman. Barcelona, Grijalbo, 2012.
- *Parir*, de Ibone Olza. Barcelona, Ediciones B, 2019.
- *Guía del nacimiento*, de Ina May Gaskin. Trad. María Luisa Rodríguez Tapia. Madrid, Capitán Swing Libros, S.L., 2016.

LIBROS SOBRE MATERNIDAD

- *El amor maternal. La influencia del afecto en el cerebro y las emociones del bebé*, de Sue Gerhardt. Trad. Marta Milián i Ariño. Barcelona, Editorial Eleftheria, 1ª edición, 2016.
- *Maternidad a flor de piel. La gran aventura de tu vida*, de Míriam Tirado. Barcelona, Grijalbo Ilustrados, 2018.
- *Ante todo, mucha calma*, de Natalia Valverde y Sabina del Río. Madrid, La esfera de los libros, 2016.
- *La maternidad y el encuentro con la propia sombra*, de Laura Gutman. Barcelona, Editorial Planeta, 2015.
- *Educar en el asombro*, de Catherine L'Ecuyer. Barcelona, Plataforma Editorial, 2012.
- *Cómo hablar para que sus hijos le escuchen y cómo escuchar para que sus hijos le hablen*, de Adele Faber y Elaine

Mazlish. Trad. Gemma Fors. Barcelona, Ediciones Medici, 2013.

- *Dormir sin lágrimas: dejarle llorar no es la solución*, de Rosa Jové Montañola. Madrid, La esfera de los libros, 2007.
- *La felicidad de nuestros hijos*, de Wayne W. Dyer. Barcelona, DeBolsillo, 2014.
- *Mamá desobediente: una mirada feminista a la maternidad*, de Esther Vivas. Madrid, Capitán Swing Libros, S.L., 2019.
- *Montessorízate*. Criar según los principios Montessori, de Beatriz M. Muñoz. Barcelona, Grijalbo Ilustrados, 2018.
- *Moverse en libertad. Desarrollo de la motricidad global*, de Emmi Pikler. Trad. Guillermo Solana Alonso. Madrid, Narcea Ediciones, 9ª edición, 2018.
- *Bésame mucho. Criar a tus hijos con cariño y respeto* (nueva presentación), de Carlos González. Barcelona, Espasa, 2018.

INFORMACIÓN SOBRE LACTANCIA

- *Un regalo para toda la vida. Guía de la lactancia materna*, de Carlos González. Barcelona, Booket, 2012.
- *Somos la leche. Dudas, consejos y falsos mitos sobre la lactancia*, de Alba Padró. Barcelona, Grijalbo Ilustrados, 2017.
- App Lactapp.
- Instagram de Alba Padró.
- Grupos de Alba Lactancia Materna.

FILMOGRAFÍA

- *El primer grito*, de Gilles de Maistre
- *Orgasmicbirth*, de Debra Pascali-Bonaro
- *Loba*, de Catherine Bechard

OTROS

- www.mamayoga.es (mi centro de yoga para el embarazo, posparto, talleres y formaciones)
- Instagram de Miriam Tirado (sobre crianza)
- Instagram de Teta Porter (sobre movimiento libre)
- Instagram de Ninyacolorita (crianza y yoga)
- Instagram de Kangura_portabebes (porteo)
- www.laiacasadevall.com (comadrona que habla sobre embarazo, parto y posparto)
- www.maretameva.com (crianza y porteo)
- www.mrslayunta.com (humor en la crianza)
- www.sincroniayoga.com (yoga para adultos)

GRUPOS DE APOYO AL DUELO GESTACIONAL

- www.coracor.com
- www.petitsambllum.com

MÚSICA PARA TU PRÁCTICA DE YOGA

- Snatam Kaur
- Mirabai Ceiba
- Alexia Chellun
- Benjahmin
- Deva Premal
- GuruGanesha Singh
- Krishna Das
- Nirinjan Kaur

MÚSICA PARA EL EMBARAZO

- Loreena McKennitt
- Rosa Zaragoza
- Tànit Navarro